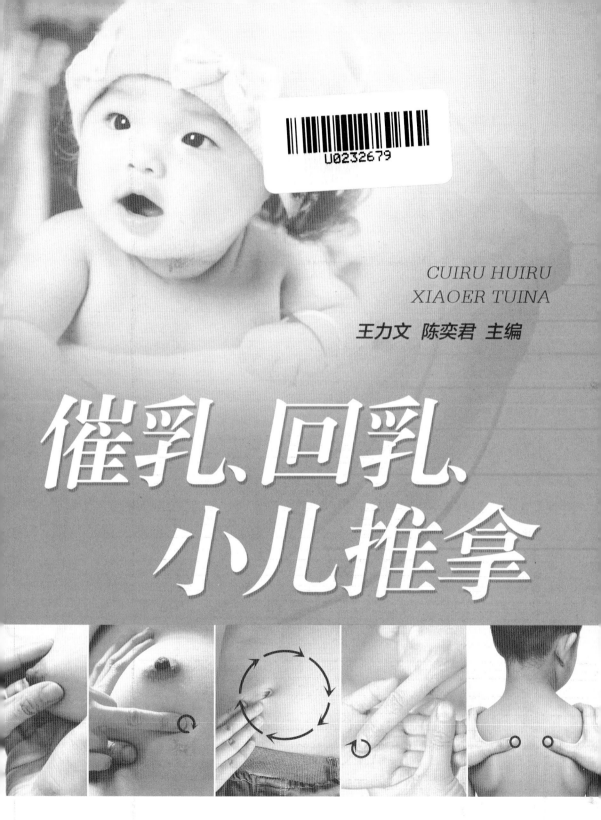

CUIRU HUIRU
XIAOER TUINA

王力文 陈奕君 主编

催乳、回乳、小儿推拿

山西出版传媒集团 山西科学技术出版社

《催乳、回乳、小儿推拿》
编辑委员会名单

主　编　王力文　陈奕君

编　委　黄　安　韩国伟　韩佳梅

　　　　王　婧　殷成芳　吴传萌

前　言

母乳是上天赐予新生儿的第一份礼物。没有任何食品能像母乳一样含有如此丰富的营养,如此适合新生儿尚未发育成熟的消化器官。由于母亲亲自哺养孩子,所以能增加母亲和孩子间的身体接触及情感交流,不仅能使母亲感受到与孩子间无法取代的独特关系,充分唤起母爱,而且宝宝也可获得满足感和安全感,使宝宝心情舒畅,对促进宝宝大脑与智力健康发育极为有利。因此,世界卫生组织(WHO)提出母乳喂养至少应为 4 个月,中国也将每年的 5 月 20 日定为"中国母乳喂养日",大力提倡母乳喂养。然而在实际生活中,不少人对母乳喂养的认识不够全面和准确,许多新妈妈由于少乳或无乳,导致新生儿吃不到足够的母乳,甚至最后放弃了母乳喂养。这是非常令人遗憾的事情。相关研究表明,乳汁缺乏除了与产妇体质、营养、情绪相关

外,最关键的还与乳腺管是否通畅有关。临床发现,有 80%左右的育龄妇女存在乳腺管堵塞的问题,乳腺管堵塞会造成哺乳期乳房胀痛,减少乳汁分泌,甚至引发乳腺炎。要解决这个问题,最好的方法是采取独特的按摩手法来改善乳房局部的血液循环,从而促进乳汁的分泌和排出。这种通过按摩促进乳汁分泌和排出的方法就是催乳。本书第一部分将详细讲解催乳的具体方法。

在哺乳期间,哺乳妇女因为身体、心理、工作等原因需要中断哺乳时,就需要采取回乳(或称回奶)的方法,以减少乳汁分泌。一般来讲,正常断奶者(宝宝哺乳的时间一般为 6~12 个月)常可使用自然回乳方法,因各种原因在哺乳时间段内无法继续哺乳而需要断奶者,则多采用人工回奶的方法。另外,正常断奶时,如果奶水过多,自然回奶效果不好时,亦可

使用人工回乳的方法。回乳期间，奶水应逐步减少，而不是一下全无。大部分哺乳妇女在回乳时乳房里会有硬块，甚至会发生乳腺炎，为什么会这样呢？如果乳腺管不通就回奶，这样奶水会残留在乳腺管中，时间长了就会形成硬块，引发乳腺炎、乳腺增生等。如果乳腺管通畅的话，回乳是没有痛苦的。所以说，乳腺管通畅是回乳的前提。本书第二部分将详细讲解回乳的具体方法。

孩子从出生到12岁之前，会因各种原因导致孩子身体不适甚至生病，面对这种情况，父母会非常着急甚至担心，无论是打针还是吃药对孩子弱小的身体都是一种伤害。其实这个时候，有责任心的父母可以选择小儿推拿的方法为孩子解除痛苦。小儿推拿，又称小儿按摩，是在中医儿科学和中医推拿学的基本理论指导下，根据小儿的生理和病理特点，在小儿体表特定的穴位或部位施以手法，以防病、治病的一种中医外治疗法（物理疗法），也是中医的一个独特的疗法。小儿推拿适用于从新生儿(0岁)到12岁的儿童。用于学龄前儿童，效果最好。在正确操作的前提下，安全、无任何毒副作用。新生儿夜啼、新生儿吐奶、新生儿腹泻等，运用小儿按摩（小儿推拿），效果很好，优于其他任何疗法。小儿推拿于2013年正式列入"国家基本公共卫生服务项目"（简称"公卫项目"），是中医药项目第一次进入"公卫项目"，是进入"公卫项目"的、仅有的两个中医药项目之一。本书第三部分将详细讲解小儿推拿的具体方法。

催乳、回乳、小儿推拿均属中医按摩的范畴。按摩是人类最古老的疗法之一，源远流长，是中医学的重要组成部分。按摩催乳具有理气活血、舒筋通络的功能，多采用点、按、揉、拿等基本手法,但在实际应用时须多种手法相互配合。通过按摩,可促进乳房局部毛细血管扩张,增强血管通透性,加快血流速度,改善局部的血液循环。同时,通过按摩可以达到疏肝健脾、活血化瘀、安神补气的效果,从而增加乳汁的分泌和排出。回乳期进行乳腺按摩,可以使乳腺管疏通,将残留在乳腺管中的乳汁排净,避免形成乳腺炎及乳腺增生。小儿推拿秉承传统中医学基础,根据不同孩子的身体状况,科学配穴,通过不同的推拿手法,调节小儿的脏腑功能,平衡阴阳,起到防病治病的作用。小儿推拿可以防治各种儿科常见病症,如:小儿感冒、发热、咳嗽、哮喘、支气管肺炎、腹痛、腹泻、便秘、厌食、疳积、遗尿、夜啼、肌性斜颈、近视、生长发育迟缓等。小儿推拿不仅具有治病、保健功能,而且具有提高孩子免疫力、促进发育、健脑益智的功能。

本书图文并茂地从三部分入手详细阐述了催乳、回乳、小儿推拿的具体方法,这些都是绿色、无害、简便、易操作的方法,只要年轻的父母认真阅读本书,完全可以很快掌握。

最后,衷心祝福各位读者家庭幸福,健康快乐!

目
CONTENTS
录

回　乳

小儿推拿

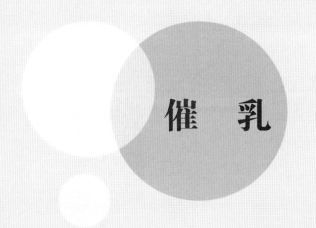

催乳

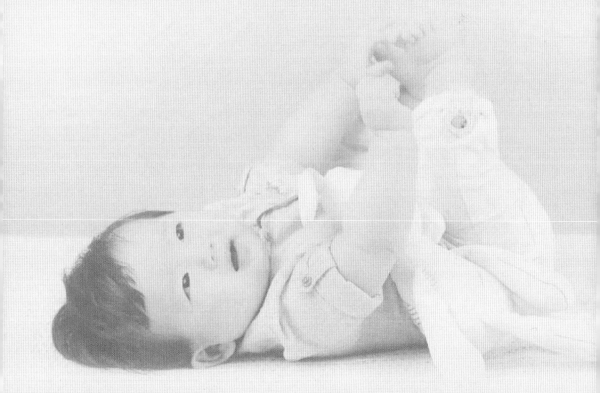

第一节 乳房的基础知识

一、乳房的形态

人类的乳房有一对,位于胸前部,胸大肌的前方,即胸前第 2 至第 6 肋骨之间,内缘近胸骨旁,外缘达腋前线,乳房肥大时可达腋中线。乳房的位置与年龄、体型及乳房发育程度有关。

受种族、遗传、年龄、哺乳等因素的影响,成年女性乳房的形态存在较大差异。我国成年女性未产妇的乳房一般呈半球形或圆锥形,紧张而有弹性,两侧基本对称;女性哺乳后,乳房会有一定程度的下垂或略呈扁平;老年妇女的乳房常萎缩下垂且较松软。

乳房的中心部位是乳头。正常乳头呈筒状或圆锥状,两侧对称,表面呈粉红色或棕色。青年女性乳头一般位于第 4 肋间或第 5 肋间水平、锁骨中线外 1 cm;中年女性乳头位于第 6 肋间水平、锁骨中线外 1~2 cm。乳头直径 0.8~1.5 cm,其上有许多小窝,为输乳管开口。乳头由致密的结缔组织及平滑肌组成。平滑肌呈环形或放射状排列,当有机械刺激时,平滑肌收缩,可使乳头勃起,并挤压导管及输乳窦排出其内容物。乳头周围有色素沉着较深的皮肤环形区,称为乳晕。乳晕的直径 3~4 cm,表面有许多小隆起。女性乳晕在不同的时

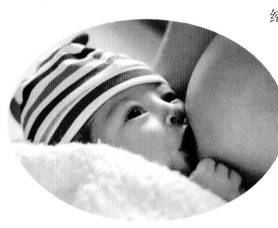

图 1-1

期色泽会有所不同,一般地说,青春期女性的乳晕呈玫瑰红色,而在妊娠期、哺乳期女性乳晕由于色素沉着加深会呈深褐色。乳晕的深面为乳晕腺,可分泌脂性物质滑润乳头。乳房部的皮肤在腺体周围较厚,在乳头、乳晕处较薄。有时可透过皮肤看到皮下浅静脉。

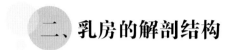

二、乳房的解剖结构

乳房由皮肤、纤维组织、脂肪组织、乳腺组织等主要组织构成,其内部结构犹如一棵倒着生长的小树。(见图 1-2)

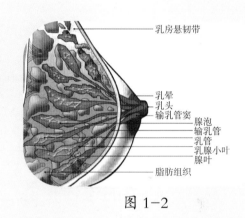

乳房悬韧带
乳晕
乳头
输乳管窦
腺泡
输乳管
乳管
乳腺小叶
腺叶
脂肪组织

图 1-2

(一)纤维组织

乳房纤维组织主要包绕乳腺,但不形成完整的囊。乳房纤维组织对乳房起固定作用,使人站立时乳房不致下垂,所以称为乳房悬韧带。

(二)脂肪组织

脂肪组织主要位于皮下,乳房内的脂肪组织呈囊状包于乳腺周围,称为脂肪囊。脂肪囊的薄厚与年龄、生育等因素有关,个体差异很大。脂肪组织的多少是决定乳房大小的重要因素之一。

（三）乳腺组织

乳房腺体由 15~20 个腺叶组成，每一个腺叶分成若干个腺小叶，每一腺小叶又由 10~100 个腺泡组成。

腺泡为泌乳场所。腺泡内有腺泡腔，所分泌的乳汁存在腺泡腔内。腺泡紧密地排列在小乳管周围，腺泡的开口与小乳管相通。

多个小乳管汇集成小叶间乳管，多个小叶间乳管再进一步汇集成一根整个腺叶的乳腺导管，又名输乳管。输乳管共 15~20 根（每一乳管相连一乳腺小叶），以乳头为中心呈放射状排列。输乳管汇集于乳晕，开口于乳头。

输乳管在乳头处较为狭窄，继之膨大为壶腹，称为输乳管窦，有储存乳汁的作用。

三、乳房的生理功能

乳房的生理功能主要体现在哺乳、女性的第二性征、参与性活动。

哺乳是所有哺乳动物所具备的最基本的生理功能，乳腺的发育、成熟均是为这一哺乳活动作准备，产后在大量激素作用及宝宝的吮吸刺激下，乳房开始规律地产生并排出乳汁，以供新生儿成长发育。

第二节 母乳的基础知识

一、初乳和成熟乳

产妇分娩后,乳房开始分泌乳汁。乳汁或称乳,俗称奶。

乳汁分泌有一个过程,按照不同分泌阶段,乳汁可分为:初乳、过渡乳、成熟乳和晚乳。妊娠后期,孕妇乳房内逐渐蓄积少量的乳汁。产妇在产后1周内所分泌的乳汁称初乳;产后7~14日所分泌的乳汁称过渡乳(过渡乳蛋白质含量逐渐减少,脂肪和乳糖含量逐渐增加);产后2周以后所分泌的乳汁称成熟乳(成熟乳呈白色);产妇分娩10个月后分泌的乳汁称晚乳。

妈妈分泌乳汁的过程其实是与宝宝的生长发育过程相适应的。比如,初乳中富含轻泄成分(磷酸钙、氯化钙等盐类),能够有效帮助新生儿排出胎粪。胎粪不及时清除,很容易造成血液黏稠,影响宝宝的健康,初乳正解决了这样的问题。

初乳和成熟乳均含有大量免疫抗体,如分泌型免疫球蛋白A,经新生儿摄入后,在胃肠道内不被胃酸及消化酶所破坏,大部分黏附于胃肠道黏膜,故母乳喂养的新生儿患胃肠道感染者甚少。由于多数药物可经母血渗入乳汁中,因此,产妇在哺乳期用药时要避免药物对新生儿的不良影响。

(一)初乳

其实,孕妇在妊娠3~4个月时即可有初乳分泌,但在产后头两日初乳最多。初乳有以下优点:

1. 初乳中,脂肪和糖较少,而蛋白质较多(尤其是分泌型免疫球蛋白A),脂肪及乳糖较成熟乳少,极易消化,是早期新生儿理想的天然食物。

2. 初乳含有许多免疫物质,其中具有抗病能力的免疫球蛋白含量比成熟乳高 20~40 倍。若新生儿在出生 3~4 天甚至 5 天后才开奶,这些宝贵的免疫物质就将失去。

3. 初乳含有复合铁质蛋白,具有减弱细菌活动和消灭细菌的作用。含有的溶菌酶,具有阻止细菌、病毒侵入宝宝机体的功能。

4. 初乳含有丰富的微量元素,如锌(Zn),对促进新生儿的生长发育,特别是神经系统的发育很有益处。

5. 初乳还有轻泻作用,可使新生儿的胎便尽快排出。

(二)过渡乳和成熟乳

产妇分娩 7 天后,初乳逐渐变为过渡乳。这时,产妇可能有乳房胀满的感觉。与初乳相比,过渡乳质稀而色白,是初乳和成熟乳的混合物。产妇分娩 2~3 周后,过渡乳开始变为成熟乳。30 天左右,乳汁的成分就会稳定,蛋白质含量减少却比例适当,而且保持在一个恒定的水平。此时,乳汁中脂肪含量增多,碳水化合物及维生素、矿物质丰富,钙、磷比例更适于这个时期的小宝宝。

正常产妇分娩 1 周后每天泌乳 250~300 ml,分娩一个月后每天泌乳 500~600 ml,分娩 6 个月后每天泌乳 1000 ml。产妇在产后 25 周左右泌乳量最高,每天可泌乳 1000~3000 ml,此后逐渐减少。

(三)前乳和后乳

成熟乳又分为前乳和后乳。前乳是每次喂奶开始时产生的,较稀薄。它含有较少的热量和脂肪,可以在宝宝刚开始吃奶时用来解渴,是宝宝的"餐前汤"。

随着宝宝继续吸吮,泌乳反射使后乳排出。后乳含有丰富的蛋白质、脂肪、碳水化合物、矿物质和维生素,量比前乳少,却富含更多宝宝生长所需要的能量,是宝宝的"正餐"。每天后乳排出的时间变化很大,有时需要半分钟,有时则可能需要数分钟。

二、母乳的营养特点

(一)优质的蛋白质

母乳蛋白质容易被宝宝消化、吸收、利用,同时母乳中的蛋白质还有抑菌作用,可以提高叶酸、维生素 B_{12}、维生素 D 的利用率。由于宝宝的肝肾功能还很弱,长期过量的蛋白质会损害宝宝的肝肾功能,所以母乳中的蛋白质最适合宝宝生长发育的需要。

(二)脂肪含量高

母乳中的脂肪含量高,数量及种类都比牛奶多,特别是必需脂肪酸、a-亚麻酸及其衍生物二十二碳六烯酸(DHA)等对婴幼儿智力发育至关重要,而宝宝从亚麻酸合成二十二碳六烯酸的能力有限,必须由母乳提供。

(三)乳糖含量高

母乳中的乳糖高于牛奶。乳糖是母乳中唯一的碳水化合物,除了能提供宝宝生长发育外,还可以被结肠中的乳酸杆菌分解,抑制大肠杆菌生长,预防宝宝发生细菌性腹泻。乳糖可转化成乳酸,使 pH 值下降,促进钙吸收,减少佝偻病的发生。除

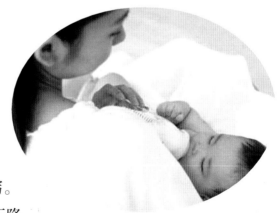

图 1-3

此之外,母乳中的乳糖还可以促进肠蠕动,减少便秘的发生。

（四）维生素和矿物质适宜

这两种营养素虽然在人体内的含量非常少，但是作用却很关键，特别对婴幼儿，轻微的矿物质缺乏就可以造成生长发育受损。由于宝宝的排泄和浓缩能力较弱，食物中的矿物质过多或过少都不适于宝宝的肾脏及肠道对渗透压的耐受能力，会导致腹泻或对肾脏产生过高负荷。母乳的渗透压比牛奶低，更符合宝宝的生理需要。

（五）独特的抗体成分

抗体是母乳中特有的成分。在宝宝的免疫系统尚未发育完全时，母乳可以帮助宝宝抵御疾病及抗过敏。

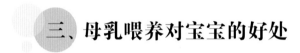

三、母乳喂养对宝宝的好处

（一）营养丰富，易吸收

母乳有任何乳类都无可比拟的优点，有婴幼儿所需的全部营养素，易吸收，是宝宝最好的食品。

（二）提高免疫力，减少感染机会

母乳喂养可以减少或消除食物暴露在外及接触容器的机会，更重要的是，母乳中含有分泌型免疫球蛋白 A 及其他具有抗微生物、促进免疫系统成熟、保护新生儿消化系统的活性因子，从而抵抗感染性疾病，特别是呼吸道和消化道的感染。

研究证明，在宝宝出生后的前 6 个月，给予全母乳喂养可明显降低宝宝的发病率及死亡率，特别是防止宝宝腹泻。

(三)减少成年慢性病

宝宝吃奶时除了会消耗宝宝很多的能量、减少宝宝发生肥胖或糖尿病的概率外,还能增强宝宝的心肺功能,是宝宝最原始的运动方式。

(四)不易引起过敏

由于母乳中所含的蛋白质致敏性较低,因此可以减少宝宝发生过敏的机会。

(五)促进智力发育

母乳中含有足够的不饱和脂肪酸,可以促进孩子脑部发育及成长。

(六)增进母子感情

在母乳喂养过程中,通过每次对宝宝皮肤的接触、爱抚、目光交流、微笑和语言,可以潜移默化地在母子(女)之间进行感情交流,有助于宝宝的情绪稳定,满足新生儿安全感与爱的需求。

(七)经济、方便又安全

从经济的角度看,母乳喂养不用负担每月高额的配方奶粉费用;从体力和时间上看,任何时间母亲都能提供温度适宜的乳汁给宝宝,不需要消毒,不需要加热,不用怕太热、太凉,既方便又安全。

四、母乳喂养对母亲的好处

(一)有利于产后恢复体形

怀孕期间,孕妇的体重不断增长,为生产及喂养宝宝储存了大量的能量。产妇分娩后,如进行正常的母乳喂养,储存的能量就会消耗掉,同时哺乳可促进子宫收缩,促进恶露排出,有利于恢复体形。

(二)有助于保持乳房美观

在哺乳过程中,宝宝吸吮乳头的动作会不断刺激母亲的乳腺组织,乳腺组织接受外界刺激越多就越发达,这与肌肉运动越多便越结实的道理一样。因此,坚持母乳喂养的新妈妈在哺乳期后,乳房会变得更大、更坚挺,并非变得松弛下垂。即使个别母亲在孩子断奶后出现上述情况,只要坚持每天做简单的扩胸运动,帮助锻炼胸部肌肉,就可以达到健美乳房的目的,如果做一些专门的产后恢复操就更好了。

(三)减少乳腺癌的发生

宝宝对乳房的反复吸吮,可以使乳腺管畅通,降低乳腺癌和卵巢癌的发病率,甚至会消除原来的乳腺增生。

(四)推迟更年期的到来

女性在哺乳期间,由于母乳中有较高的泌乳素,而泌乳素可抑制雌激素排卵产生哺乳闭经期,因此较不容易排卵,从而延后来月经的时间。哺乳闭经,可以达到节约雌激素的目的,推迟更年期,让女性朋友更长久地保持青春和靓丽。

第三节　影响泌乳的主要因素

据统计,在正常分娩的初产妇中,约 30% 的人发生缺乳,这是一个十分庞大的数字,而在剖宫产妇中缺乳发生率高达 70%~80%。导致缺乳的因素较多,其中绝大部分因素是产妇自己可以排除的。影响泌乳的主要因素有以下几种:

一、与乳房的乳腺组织有关

经常听到有些产妇抱怨说:"我的乳房又大又好却没有多少奶水,而有人乳房不大奶水却多得很,孩子吃也吃不完。"其实,产妇泌乳量的多少与组成产妇乳房的成分有关。乳房主要由脂肪组织、结缔组织和乳腺组织组成,但只有乳腺组织有泌乳作用,所以,泌乳量的多少与乳腺组织的成分成正比,与乳房的大小、形态无直接关系。乳房外形发育得再好,如果其内主要是脂肪组织和结缔组织,有分泌功能的乳腺组织很少,那么泌乳量自然不会很多;相反,乳房体积虽小,但有分泌功能的乳腺组织很多,就可能分泌出足够的乳汁。

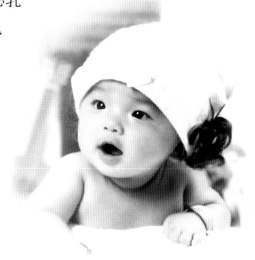

图 1-4

二、与乳腺管是否通畅有关

乳房内有很多腺泡,乳汁分泌后必须通过乳管输送到输乳管。乳房中任何一个输送环节堵塞,包括腺泡、乳腺小叶、乳管堵塞,都会影响乳汁畅通。乳汁输送不畅通就会影响乳汁分泌。如此恶性循环,就会让宝宝失去最营养的天然食物。中医按摩能够改善乳房血液循环,疏通乳汁输送管道,避免乳汁淤积、乳房肿胀、乳腺炎的发生。

三、与生理因素有关

产妇的身体健康是哺乳正常的基本条件,如果没有健康的身体,要想维持正常的哺乳是很难的事情。如果产妇患有严重的贫血,或患有慢性消耗性疾病,如肝炎、结核病、甲状腺疾病等,或分娩时失血过多,或难产、剖宫产、产后感染等,都会导致自身营养严重缺乏,很难维持正常哺乳。因而,在哺乳宝宝之前,应积极治疗这些疾病,防止分娩后乳汁缺乏,给日后的育儿带来麻烦。

四、与精神因素有关

在泌乳过程中除激素及吸吮刺激外,产妇的精神因素相当重要。哺乳期如果产妇有睡眠不足、焦虑、烦恼、恐惧、不安等情绪变化,就会通过神经反射导致下丘脑或肾上腺素分泌过多,影响乳汁的分泌与排出。产妇生气后喂奶导致孩子生病的例子常有。为了能让宝宝尽情地享受天然的营养资源,产妇应精神愉快、充分休息,每天保证 6~8 小时的睡眠,坚定母乳喂养的信心,这样才有足够的奶水喂养宝宝。另外,家人应积极配合,营造愉快和谐的氛围。

五、与产妇使用的药物有关

以下药物易引起产妇缺乳,甚至导致宝宝严重疾病,所以产妇在哺乳期应禁用:

(一)中药

麦芽、花椒、芒硝、八角、胡椒、桂皮等可致产妇乳汁减少,不宜食用。

(二)西药

雌性激素(如己烯雌酚)、麻醉药、镇静剂、维生素 B_6、抗病毒类药物、阿托品、降压药、利尿药等,可抑制乳汁分泌,故产妇在哺乳期不宜使用。

以下药物可导致宝宝严重疾病,产妇在哺乳期应禁用:

1. 抗生素类药物:庆大霉素、链霉素、卡那霉素、林可霉素等,这些药物对脑神经和肾脏有损害,易引起宝宝听力减退及尿蛋白等。

2. 四环素类药物:四环素、土霉素、氯霉素等可沉积于宝宝骨骼和牙齿,妨碍骨骼生长,使牙齿黄染,易患龋齿;产妇服用氯霉素可致宝宝患白血病。

3. 磺胺类:产妇服用磺胺甲恶唑两周内可引发新生儿黄疸。

4. 中枢神经抑制类药物:产妇长期服用苯妥英钠或苯巴比妥,会使宝宝出现高铁血红蛋白症,连续服用冬眠宁及地西泮或单次使用剂量过大,可引起宝宝嗜睡、体重下降或引发新生儿黄疸,甚至发生虚脱。6个月小儿对吗啡类镇静剂最为敏感,可引起呼吸抑制等严重反应,应予禁用。

5. 激素类药物:激素类避孕药可随乳汁进入宝宝体内,影响其性腺发育,同时此药物还会影响乳汁分泌,使乳汁分泌减少。

6. 安替匹林:是退热去痛药的主要成分,宝宝摄入可导致发热、呕吐、口腔炎、皮疹、白细胞减少、再生障碍性贫血等。

六、与产妇的饮食有关

寒凉的食物会减少产妇乳汁的分泌。生产后为了确保宝宝的口粮丰富,在日常饮食中需注意不要食用这些食物,如荞麦、绿豆、螃蟹、田螺、乌鱼、柿子、香蕉、猕猴桃、甘蔗、西瓜、苦瓜、空心菜、韭菜、花椒、冷饮、咖啡等。

以下食物对产妇或宝宝的健康有影响,所以应引起注意,产妇要尽量避免或少食:

(一)不宜食用的食物

母鸡、鲇鱼、味精(味精中含有谷氨酸钠。谷氨酸钠可通过乳汁进入宝宝体内。过量的谷氨酸钠对宝宝尤其是12周以内的宝宝发育有严重影响,还能导致锌缺乏,引起宝宝味觉差、厌食,甚至造成智力减退、发育迟缓及性晚熟等不良结果,因此哺乳3个月内产妇不宜吃味精)、麦片、豆汁、大料、辛辣刺激性

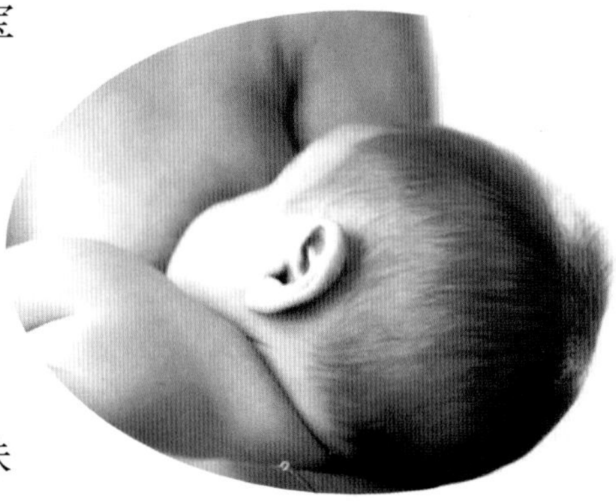

图1-5

食物(可使产妇口舌生疮、大便干燥)、生冷硬食物、茶(茶中含有鞣酸,可与食物中的铁结合,影响肠道对铁的吸收,从而引起贫血;茶中含有咖啡因,使人精神兴奋,不易入睡,从而影响产妇的休息和体力恢复,同时还容易引起宝宝发生肠痉挛及无故啼哭现象)、巧克力(产妇经常食用会影响宝宝神经系统和心脏,并使肌肉松弛,排尿增加,导致宝宝消化不良、睡眠不稳、哭闹不停)。

(二)忌食人参

人参虽大补元气,但易引起人体中枢神经兴奋而致失眠、烦躁、心神不宁等一系列症状,因而影响产妇休息及体力恢复。刚分娩的产妇内外生殖器血管多有损伤,若服用人参会导致受伤血管出血过多,流血不止或大出血。

(三)宜少吃的食物

太咸、太酸的食物宜少吃。另外,产妇忌产后马上节食。

有些人认为,产妇应饮用黄酒和红糖水。对于黄酒和红糖水,应客观对待:

1. 黄酒:产妇少量饮用可祛风活血、避邪逐秽,有利于恶露排出,促使子宫收缩,对产后受风有舒筋活络、止痛的作用。但过量饮用会上火。饮用时间不应超过1周,以免恶露排出过多,不利于身体早日康复。另外,肝功能不正常者忌喝黄酒。

2. 红糖水:产后10天内喝红糖水具有健脾暖胃、化食止疼、活血化瘀之功效,对排恶露、宝宝退黄疸都有好处。生产10天后再饮用红糖水会导致恶露增多,甚至慢性失血、贫血。

七、与喂养方法有关

(一)乳房缺少吸吮刺激

吸吮是新生儿一出生就有的一种本能动作。新生儿吸吮刺激得越早,乳汁分泌得就越早。如果不给新生儿吸吮的机会,乳汁自然就缺乏,所以现在主张新生儿出生后半小时开始哺乳,虽然此时母乳尚未大量分泌,但这种刺激却给了中枢神经系统一个信号:"宝宝需要吃奶,应该分泌泌乳素了。"这种经常、反复刺激是决定母乳量的关键所在。另外,宝宝的哭声也是一种强有力的精神刺激因素,可以促进乳汁分泌。可见,早开乳、早刺激、母婴同室都有利于乳汁分泌。

(二)喂奶方法不当

喂奶时应左右乳房轮换着喂,先让宝宝吸空一侧乳房,再换另一侧乳房喂宝宝,两边的乳房都要喂。如果一次只喂一侧乳房的乳汁,乳房受到的刺激减少,自然泌乳也少。下次喂奶应从上次喂奶时最后被吸的一侧乳房开始。每次哺乳都要让宝宝充分吸空乳房,这有利于乳汁的再产生。如果母乳量多,孩子在 10~15 分钟即可吃饱。如果有多余的奶水应用手挤出,以利于乳房的排空和乳汁的再分泌,否则,乳房里常有剩余的乳汁,会使乳量越来越少,而且容易发生乳腺炎。

另外,产妇还要注意补充水分,或是多喝豆浆、杏仁粉茶、果汁、原味蔬菜汤等。

产妇应当谨记:宝宝喝奶粉量与乳汁量成反比,喂奶时间与乳汁分泌量成正比。

第四节 如何判断乳汁是否充足

母乳是否充足,可以从以下方面进行判断:

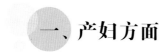

一、产妇方面

（一）从产妇乳房的外观判断

产后乳房较孕期更丰满、充盈,局部皮肤表面静脉清晰可见。

（二）从哺乳前产妇对乳房的感觉判断

哺乳前产妇有明显的奶胀感,或有奶水自然流出。

（三）从哺乳时产妇对乳房的感觉判断

产妇在为宝宝喂奶时有下奶感。

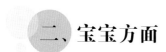

二、宝宝方面

（一）观察宝宝的吃奶反应

如果产妇发现宝宝在吃奶时能听到连续的吞咽声,甚至奶水从宝宝口角流出,并在吃奶后能安静地睡觉,表明宝宝已经吃饱了;如果宝宝一直不肯松开乳头,或猛吸一阵又把乳头吐出哭闹,且体重不增或增长得较慢,说明宝宝有可能没有吃饱。

(二)观察宝宝的体重是否正常增长

通常，宝宝在出生后体重每周增长 125~180g 或一个月增加 700~800g 就表示宝宝体重增加良好,母乳喂养足够宝宝营养需要,母亲尽可放心。

(三)观察宝宝小便次数

宝宝的小便次数一昼夜不少于 10 次为正常。

第五节　催乳按摩的常用手法

催乳按摩的根本原则是柔和、均匀、持久、有力。针对不同部位，手法运用也不同。为方便学习和应用，现介绍几种常用的催乳按摩手法：

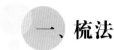

梳法是指五指微屈，自然展开，用手指末端接触体表，做单方向滑动梳理动作的手法。（见图1-6）

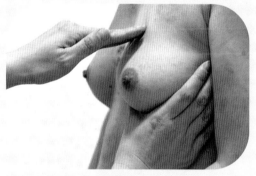

图 1-6

二、揉法

揉法是指用拇指、食指或中指的指端或螺纹面，手掌大鱼际，掌根紧贴于治疗部位，做轻柔缓和的环形揉动的手法。可单指，亦可双指、三指同时施术。（见图1-7）

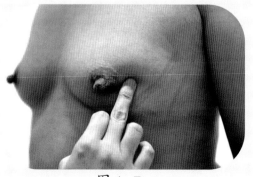

图 1-7

三、拿法

拿法主要有三指拿、四指拿两种。拿法是指用拇指、食指、中指、无名指中三指或四指对称用力，提拿一定部位或穴位，进行一紧一松的拿捏方法。（见图1-8）

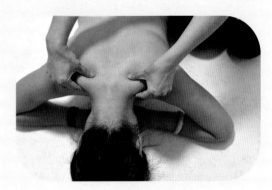

图 1-8

拿法操作一般与肌肉走向垂直，一紧一松，缓和有力，刚中有柔，由轻到重，均匀连贯。按摩时注意不可突然用力或提拿皮肤。拿法刺激较强，多用于较厚的肌肉、筋膜等部位。

四、捏法

捏法是指用指面顶住皮肤，食指和中指在前按压，三指同时用力提拿肌肤，双手交替向前做一捏一放动作的手法。常用于颈、项、腰及四肢等部位。（见图1-9）

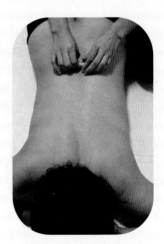

图 1-9

五、掐法

掐法是指用指甲或指端用力压穴位的手法。常用于人中、少泽或十宣等肢端感觉较敏锐的部位。（见图 1-10）

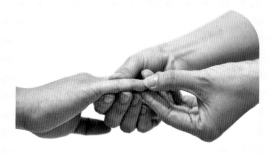

图 1-10

第六节　催乳按摩的实际运用

一、产后开乳

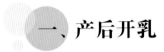

(一)顺产妇

产后第2天,从早饭后1小时开始对产妇进行开乳(产妇可采取卧位或侧卧位)。开乳最晚应在下午3点之前进行。

第一天

（1）对双侧乳房进行湿热敷。（见图1-11）将毛巾浸入40~50℃的温开水中,数秒后,挤干毛巾（以毛巾不滴水为度）,用温热毛巾敷乳房,但不能敷乳头,以乳房皮肤微红为度（约5分钟）。乳房局部有硬块、结节者,可叠加毛巾。操作前最好喝点温水。

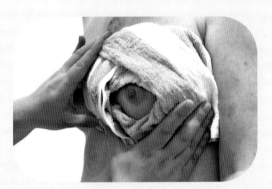

图1-11

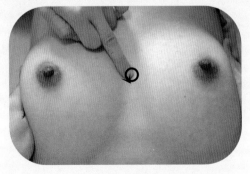

图1-12

（2）左侧乳房点穴。首次点穴,各穴位可点按1分钟。首先,点膻中（见图1-12）、膺窗（见图1-13）、乳根（见图1-14）等穴;然后,用拇指、食指相对稍用力（以产妇耐受为度）挤捏、提拉乳晕区域，使乳窦变软（见图1-15）；最后，五指分开，从第六象限开始以顺时针方向由乳房四周轻轻向乳头处抓起按摩，用指腹向乳管方向施以正压，按顺序重压20圈（一手固定，另一手施术），边做边挤捏、提拉乳头。

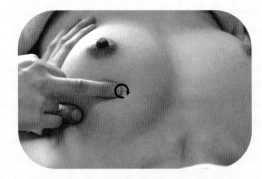

图 1-13

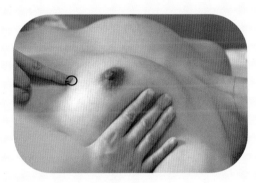

图 1-14

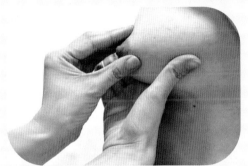

图 1-15

（3）右侧乳房点穴。与左侧乳房点穴手法相同。

（4）点按期门穴（见图1-16）、曲池（见图1-17）、内关（见图1-18）穴位。同时，针对乳房痛点（阿是穴）推、捋、挤、捏，使乳腺管排空。

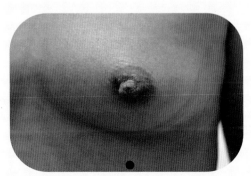

图 1-16

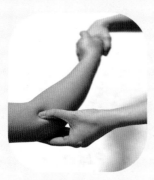
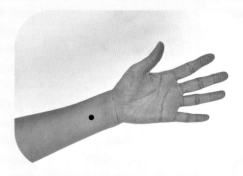

图 1-17   图 1-18

注意事项

（1）上述操作完成后，嘱产妇喝温开水 500~800ml。上述操作结束后约 1 小时喂哺宝宝，宝宝吃饱后要把余奶挤出。产妇要把初乳收集起来喂孩子。

（2）单侧乳房操作不能超过 40 分钟。

（3）如未达到预期效果，当天下午 3 点前再做 1 次。

（4）当乳房松软、无奶、无胀痛时，加揉梁丘（见图 1-19）穴。

（5）乳腺疏通后才可以喝催奶汤。

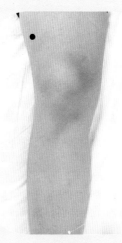

图 1-19

按以上程序操作，每穴位按揉 3 分钟，手法稍加重。

回访。

（二）剖腹产

剖腹产 48 小时（即第 3 天）拔掉输尿管、排气进食后开始开奶。

（1）同前法，对双侧乳房用毛巾进行湿热敷。

（2）左侧乳房点穴。首先，点按膻中（见图 1-12）、神封（见图 1-20）、乳根（见图 1-14）等穴 1 分钟（第 2 次点穴 3 分钟，第 3 次点穴 5 分钟）；然后，用拇指、食指相对稍用力（以产妇耐受为度）挤捏、提拉乳晕区域，将乳汁挤出，使乳窦变软；最后，五指分开，以顺时针方向由乳房四周轻轻向乳头处抓起按摩，用指腹向乳管开口方向施以正压，按顺序重压 50 圈。

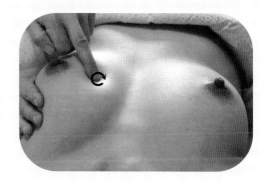

图 1-20

（3）右侧乳房点穴。与左侧乳房点穴手法相同。

（4）针对乳房硬块施以揉法。

（5）点按周荣穴（见图 1-21）、璇玑穴（见图 1-22）、内关穴（1-18）、三阴交（见图 1-23）。

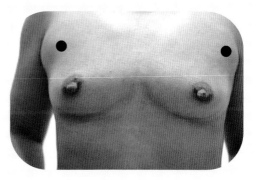

图 1-21

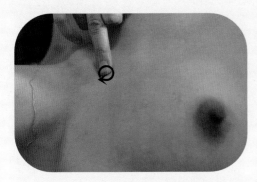
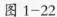
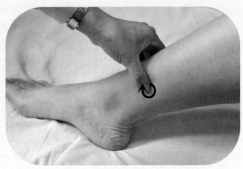

图 1-22   图 1-23

注意事项

(1)上述操作完成后,嘱咐产妇喝温开水 500~800ml。上述操作完成后约 1 小时喂哺宝宝,宝宝吃饱后要把余奶挤出。产妇要把初乳收集起来喂孩子。

(2)单侧乳房操作不能超过 40 分钟。

(3)有宫缩反应,停止操作。

(4)如未达到预期效果,当天下午 3 点前再做 1 次。

(5)乳腺疏通后才可以喝催奶汤。

(6)第 1 天、第 2 天、第 4 天,共开乳 3 次。

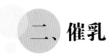 **二、催乳**

针对产后乳汁分泌过少的产妇应施行催乳按摩。

（一）乳房物理加温

同前法，对双侧乳房用毛巾进行湿热敷。

（二）乳房及其周围点穴按摩

点按膻中（见图 1-12）、乳根（见图 1-14）、膺窗（见图 1-13）、神封（见图 1-20）等穴 3~5 分钟，从左侧第六象限开始顺时针操作，如有硬块尽量揉开（时间最长不超过 40 分钟）。

（三）乳房按摩

用拇指、食指相对稍用力（以产妇耐受为度）挤捏、提拉乳晕区域，将乳汁挤出，使乳窦变软。然后，以 C 字形方式托挤乳房，使乳腺管排空。（见图 1-24）

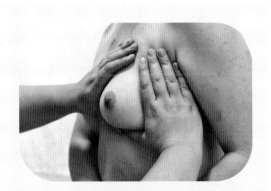

图 1-24

（四）其他部位点穴按摩

如产妇有情绪抑郁可加揉肝俞（见图 1-25），脾胃虚弱的加揉脾俞（见图 1-26）、胃俞（见图 1-27）等穴位；如奶少可增加按摩次数和时间。

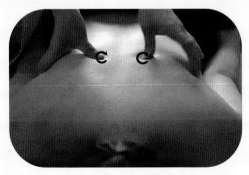

图 1-25

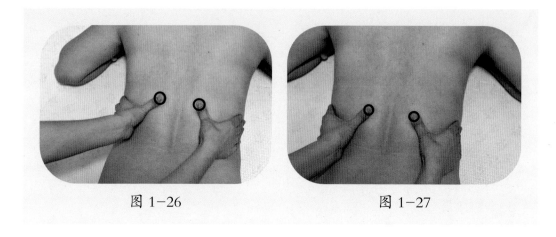

图 1-26   图 1-27

三、拘奶（急性乳腺炎）

在哺乳期间,妈妈乳房内出现结节且胀痛,这种情况俗称拘奶。如果乳房结节长时间不消失,就会变成硬块并伴有发热,形成乳腺炎。乳腺炎是哺乳期女性很常见的疾病,通常是因为乳腺导管不通或者乳汁堆积引起的。严重情况下,需要去医院接受治疗。

对于拘奶或急性乳腺炎的初期(2~3 天)通过乳房按摩就能治愈,中期(5~7 天)疗效也不错,晚期(7~9 天)疗效较差。乳房按摩治疗拘奶最好在上午进行,如下午进行乳房按摩需使用轻手法挤出乳汁,到第 2 天上午再做乳房按摩。

（一）乳房按摩

宜先轻后重,先近后远。

1. 同前法,对双侧乳房用毛巾进行湿热敷。

2. 点膻中穴(见图 1-8)1 分钟,接着用拇指、食指轻轻推、拉、捻、揉乳头 10 次,以刺激乳头,使乳头部的乳腺管口扩张、通畅,并挤出乳汁。

　　3. 反复推揉双侧乳房,从乳房周围向乳头方向顺推,有结节的地方用指腹轻轻从肿块边缘以 C 字形方式向乳头方向推挤,不能用力,推拿至乳房局部硬块变软、变小为止(时间不超过 40 分钟),将乳汁再次排出。乳房按摩时,边按摩边让患者饮用温开水,以改善血液循环,促进新陈代谢。

　　4. 还可结合具体情况,点按其他穴位。如:期门(见图 1-16)、中脘(见图 1-28)、太冲(见图 1-29)、膀胱穴(见图 1-30)、肝俞(见图1-25)、脾俞(见图 1-26)、胃俞(见图 1-27),然后点足三里(见图1-31),以调和肝胃。

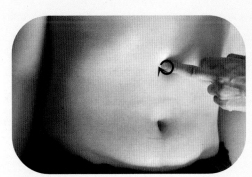

图 1-28

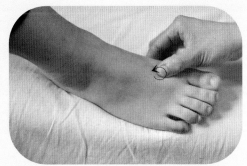

图 1-29

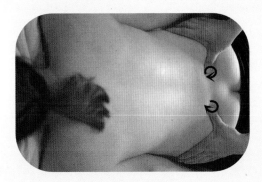

图 1-30

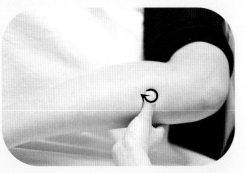

图 1-31

（二）药物治疗

1. 中药外敷方：对于乳房局部有结节、发热且有触痛感的妈妈，可用新鲜的蒲公英捣烂外敷患处，以清热凉血。

2. 中药内服方：金银花 30g、蒲公英 30g、紫花地丁 30g、鱼腥草 30g、陈皮 9g、甘草 6g、丝瓜络 15g。

若乳房结节较大，加橘核 30 g。水煎两次，第 1 次 25 分钟，第 2 次 15 分钟，两次水煎液兑在一起，每天 3 次口服，一天喝完。

四、哺乳期乳头溢液

哺乳期新妈妈发生乳头溢液的现象是很常见的，这是生理性的，不必惊慌。如果不在哺乳期发生乳头溢液则需引起警惕。

哺乳期乳头溢液可以通过按揉穴位进行治疗，穴位可以选择膻中（见图 1-12）、气海（见图 1-32）、少泽（见图 1-33）、乳根（见图 1-14）。如果乳房软而不胀，加足三里（见图 1-31）、脾俞（见图 1-26）、胃俞（见图 1-27）；如果乳汁多而质稠，乳房胀满，加太冲（见图 1-29）、肝俞（见图 1-25）、行间（见图 1-34）、肩井（见图 1-35）。

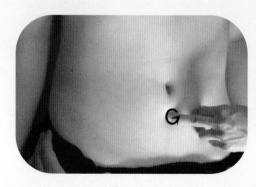

图 1-32

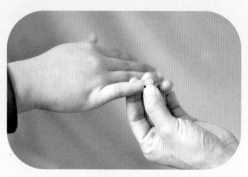

图 1-33

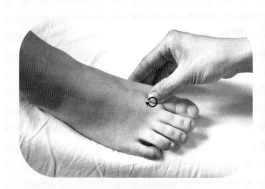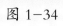

图 1-34

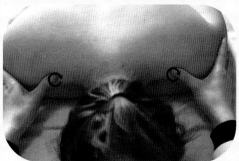

图 1-35

第七节　传统催奶汤

催乳汤又名下奶汤。在哺乳期内,因母乳的量无法满足宝宝的需求,产妇需要通过食用特殊的汤剂,进行补气补血、疏肝理气、通畅乳腺、消除瘀滞的调理,以增加母乳量的分泌,这种汤就叫催乳汤。

传统催乳汤有鸡汤类、鱼汤类、猪蹄类、猪骨类等。

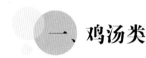

一、鸡汤类

(一)公鸡汤

原料:公鸡半只,老姜、麻油适量。

做法:1. 将公鸡肉洗净、切块备用。

2. 将麻油倒入锅内,大火烧热。

3. 老姜切片后放入油锅爆香成褐色,但不能焦黑。

4. 转大火,放入公鸡肉快炒,直到公鸡肉约七分熟时,将热水从锅的四周往公鸡肉中间淋,水量以覆盖鸡肉为宜。盖锅盖,大火煮沸后转为小火慢炖20分钟左右即成。

食用方法:吃肉,喝汤。

功效:公鸡肉具有温中益气、补虚填精、健脾胃、活血脉、强筋骨的作用, 麻油含有丰富的维生素E,两者结合可促进乳汁分泌。

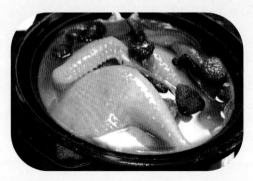

图 1-36

（二）田七乌鸡汤

原料：乌鸡半只，田七 15g，红枣 8 枚，陈皮 15g，姜两片。

做法：1. 将乌鸡洗净、切块备用。红枣、陈皮洗净备用。田七捣碎装入调料包。

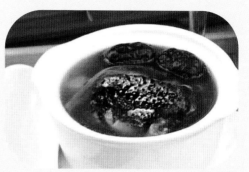

2. 把乌鸡放入锅中，添加清水，大火煮沸后继续煮两分钟，除去血污后捞出，并用清水冲净乌鸡肉表面的浮沫。

图 1-37

3. 把乌鸡肉放入砂锅中，同时在砂锅中放入陈皮、红枣、姜片和放有田七的调料包，添加清水后大火煮沸，然后改为小火慢炖两小时左右。

食用方法：吃肉，喝汤。

功效：田七有消肿止痛、止血祛瘀功用；乌鸡有较强的滋补肝肾的作用，益阴补血，补而不燥。经常食用本汤有很好的催乳作用。

（三）黄芪当归炖草鸡汤

原料：草鸡半只，黄芪、当归、生姜适量。

做法：1. 将黄芪、当归、生姜用纱布包好，用温开水浸泡半小时。

2. 将草鸡肉洗净放入砂锅中，把黄芪、当归、生姜和浸泡的水一起倒入鸡肚里。

3. 添水、加盖，大火煮沸后改小火慢炖两小时左右即可食用。

食用方法：吃鸡，喝汤。

功效：黄芪、当归补气养血；草鸡为高蛋白低脂肪食物，很容易被人体吸收利用。两者合食可补血、催乳。

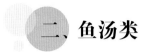

二、鱼汤类

（一）木瓜鱼尾汤

原料：木瓜半个，鱼尾 1 条，麻油适量，带皮老姜、牛奶少量。要选择青木瓜（青皮的宜做菜，发黄的宜做水果）；鱼一定要新鲜。

做法：1. 木瓜洗净切块，鱼尾洗净。

2. 将麻油倒入锅内，大火烧热。

3. 老姜爆香成褐色，但不能焦黑。

4. 放入鱼尾煎至两面金黄。

5. 将热水从锅的四周往中间淋，水量适宜后盖锅盖，大火煮，煮滚后加木瓜，转为小火慢炖。快要熟时加入少量牛奶。

食用方法：吃鱼，喝汤。

功效：木瓜中有丰富的木瓜酶，对乳腺的发育有益处，同时还含有丰富的蛋白质、维生素、矿物质等；鱼尾属高蛋白、低脂肪食物，是产妇增加泌乳量的最佳食物。

（二）鲫鱼奶汤

原料：活鲫鱼 1 条，葱、生姜、黄酒各适量。

做法：1. 将鲫鱼去鳞及内脏后，洗净，下油锅略煎。

2. 将鲫鱼放入砂锅中，加葱、生姜、黄酒、水各适量共炖。

3. 汤至乳白色将好时，放入牛奶，煮沸即可。

食用方法：吃鱼，喝汤。

功效：补气血，健脾胃，促进乳汁分泌。鲫鱼还具有利尿消肿的作用，可促进产妇体内多余水分的排出。

（三）通草鲫鱼汤

原料：活鲫鱼 1 条、通草 6g。

做法：1. 把鲫鱼去鳞及内脏后，洗净，下油锅略煎。

2. 将鲫鱼放入砂锅中，添加清水和通草后慢炖。

食用方法：吃鱼，喝汤。

功效：鲫鱼具有利水、通乳的功效，通草可通气下乳，搭配在一起煮汤不仅可以提高催乳效果，还利于产妇身体复原。

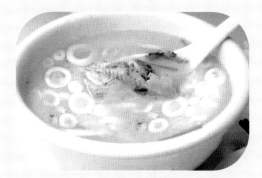

图 1-38

（四）丝瓜仁鲢鱼汤

原料：丝瓜仁 50g、活鲢鱼 1 条。

制法：1. 把鲢鱼去鳞及内脏后洗净。

2. 把鲢鱼放入砂锅中，添加适量的水后放入丝瓜仁，熬煮成汤。

食用方法：吃鱼，喝汤。产妇吃时可以少放些酱油，但不放盐。

功效：丝瓜仁具有催乳作用。鲢鱼有补虚、理气、通乳的功效。此汤对血虚引起的少奶有一定效果。

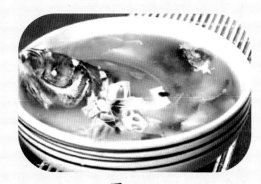

图 1-39

（五）鲫鱼赤豆汤

原料：鲫鱼 1 条，赤豆 1 把，生姜、麻油适量。

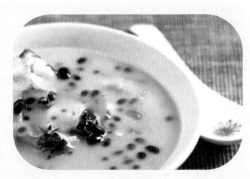

图 1-40

做法：1. 赤豆洗净后浸泡半个小时备用；鲫鱼去鳞及内脏后洗净备用。

2. 将麻油倒入锅内，大火烧热。

3. 放入老姜爆香成褐色，但不能焦黑。

4. 把鲫鱼放入油锅中微煎，添加清水、赤豆及浸泡的汁，大火煮沸后改小火，鲫鱼煮烂后即可食用。

食用方法：吃鱼，喝汤。

功效：本汤可补充产妇所需的各种营养素，具有补血、通乳、利尿消肿等功效。

三、猪蹄类

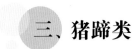

（一）黄豆猪蹄汤

原料：猪前蹄半只、黄豆 120g、姜片 3 片、蜜枣 1 枚。

做法：1. 将猪蹄去毛，斩成大块，洗净备用。黄豆洗净备用。准备好姜片、蜜枣。

2. 将猪蹄放入锅中，添加清水煮至沸腾。去血水后，取出猪蹄冲洗干净。

3. 将猪蹄、黄豆、姜片、蜜枣一起放入砂锅中,添加清水,大火烧开后慢炖,肉烂后即可食用。

食用方法:吃猪蹄,喝汤。

功效:猪蹄中含有较多的蛋白质、脂肪和碳水化合物,可加速新陈代谢,延缓机体衰老,并且猪蹄具通乳脉、滑肌肤的作用,对于哺乳期妇女能起到催乳和美容的双重作用。

(二)花生猪蹄汤

原料:花生米 100g、大枣 10 枚、猪蹄 1 只。

做法:1. 将花生米、大枣用水浸泡 1 小时后捞出备用。

2. 将猪蹄去毛和甲,洗净,剁开,备用。

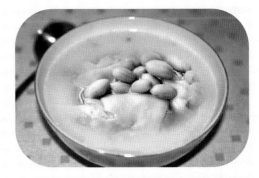

图 1-41

3. 将猪蹄放入锅中,添加清水和料酒,煮至沸腾。去血水后,取出猪蹄冲洗干净。

4. 锅中添少许油,开火,把猪蹄块、葱节、姜块炒几下,然后添加清水,放入花生米、大枣,用旺火烧开后改用文火慢炖。

5. 看到猪蹄骨肉分离(这时也可放进一些青菜),关火。

6. 把乳白色的花生猪蹄汤盛进汤盆,往汤里滴几滴香油。

食用方法:吃猪蹄,喝汤。

功效:通乳。

（三）猪蹄通草汤

原料: 猪蹄1只、通草12g、葱白3茎。

做法: 1. 将猪蹄去毛和甲,洗净,剁开,备用。

2. 将猪蹄放入锅中,添加清水煮至沸腾。去血水后,取出猪蹄冲洗干净。

3. 将砂锅置火上,放入适量清水,加入猪蹄、通草、葱白,用旺火烧开后改用文火慢炖,炖至熟烂即成。

食用方法: 吃猪蹄,喝汤。

功效: 催乳。猪蹄咸能润下,通草淡能通窍。或以该汤调益元散服,以木梳梳乳房,乳汁自下。

（四）薏米猪蹄汤

原料: 猪蹄1只、薏米20g、川芎6g、通草12g、甘草3g、穿山甲14片(炒)。

做法: 1. 将猪蹄去毛和甲,洗净,剁开,备用。

2. 将猪手放入锅中,添加清水煮至沸腾。去血水后,取出猪蹄冲洗干净。

3. 将砂锅置火上,放入适量清水,加入猪蹄、薏米、川芎、通草、甘草、穿山甲,用旺火烧开后改用文火慢炖,炖至熟烂即成。

食用方法: 吃猪蹄,喝汤。

功效: 益气血,下乳汁。产妇气血不足,乳汁不下。猪蹄味甘、咸,性平,作用较多,如《随息居饮食谱》所载,能"填肾精而健腰脚,滋胃液以滑皮肤,长肌肉可愈漏疡,助血脉能充乳汁,较肉尤补",但一般多用来催乳,治产后气血不足,乳汁缺乏。

四、猪里脊肉及猪骨类

(一)里脊豆腐汤

原料:猪里脊 150g、豆腐 50g、黄花菜(发好)适量、葱白 3 茎、生姜 3 片。

做法:1. 猪里脊肉洗净切片,备用。黄花菜洗净,备用。豆腐洗净、切块,备用。

2. 将黄花菜、豆腐、生姜放入锅中,添加清水,烧开后煮 5 分钟。

3. 锅中添加里脊片、葱白,再煮 10 分钟即成。

食用方法:吃肉、黄花菜、豆腐,喝汤。

功效:适用于亏血性缺乳。

(二)猪骨催乳汤

原料: 新鲜猪骨(腔骨、排骨、腿骨皆宜)500g、通草 6g。

做法:1. 先将猪骨斩块,放在锅里,加上清水,去血水后取出洗净。

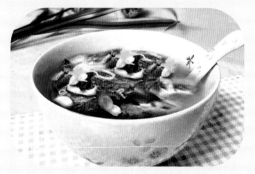

2. 将猪骨与通草一同在锅里煮 1~2 个小时,直至熬成猪骨汤,再放入少许酱油即成。

图 1-42

食用方法:喝汤。

功效:猪骨具有补气、补血、生乳的作用,加上通草后催乳效果更强。

五、其他食疗类

（一）王不留行、穿山甲、猪蹄汤

原料：王不留行 30g、穿山甲 15g、猪蹄 1 只、带皮老姜适量。

做法：1. 王不留行、穿山甲放冷水中浸泡半小时,备用。

2. 猪蹄切块,洗净,备用。

3. 将猪蹄放入锅中,添加清水煮至沸腾。去血水后,取出猪蹄冲洗干净。

4. 将王不留行、穿山甲浸泡的汁和猪蹄、带皮老姜放入锅内,加水,煮烂,加少许酱油即可食用。

食用方法：吃猪蹄,喝汤。

功效：王不留行、穿山甲可通络下乳、疏肝解郁,猪蹄具有补充蛋白质、补血、通乳的作用。

（二）丝瓜桃仁汤

原料：丝瓜、核桃仁、麻油适量,带皮老姜、盐少量。

做法：1. 将桃仁洗净浸泡半小时,将丝瓜去皮切块备用。

2. 将麻油倒入锅内,大火烧热。老姜爆香呈褐色,但不能焦黑。

3. 放水加桃仁,煮 40 分钟后加入丝瓜,煮烂加盐即可食用。

功效：丝瓜含有产妇需要的多种维生素,具有除烦、通经络、理气的效果;桃仁含丰富的维生素 E 及不饱和酸,具有活血化瘀的功能。

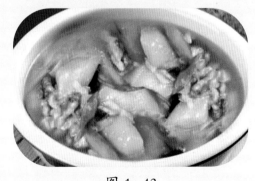

图 1-43

（三）青橙皮煮活虾

原料:河虾 100g,橙皮 10g,生姜、黄酒、葱适量。

做法:1. 将河虾、葱、生姜洗净,焯水,备用;橙皮煮汁备用。

2. 将黄酒、河虾放入橙皮汁内烧开。

3. 烧开后浸泡 15 分钟即可食用。

功效:具有疏肝理气、通乳等功效。

（四）丝瓜豆腐汤

原料:丝瓜半根,豆腐 50g,老姜、香油适量。

做法:1. 丝瓜剥皮、切块,备用;豆腐切块,备用。

2. 锅内放水烧开,加老姜、丝瓜、豆腐,煮烂后加几滴香油即可食用。

功效:通络下乳。

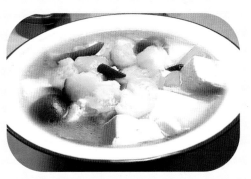

图 1-44

六、中药催乳剂

（一）催奶剂

处方:穿山甲 10g、王不留行 15g、通草 3g、漏芦 15g、路路通 15g、黄芪 30g。

用法:水煎 3 次,兑到一起,一天分 3 次服用。

（二）催奶汤

处方：人参 10g，白术、茯苓（去皮）各 9g，甘草（炙）6g，丹参 15g，丝瓜络 15g，陈皮 9g，王不留行 9~12g。

用法：水煎 3 次，兑到一起，一天分 3 次服用。

（三）脾肾两虚型催乳剂

处方：党参 15g、云茯苓 12 g、炒白术 9g、通草 9g、漏芦 9g、陈皮 9g、王不留行 12g、当归身 12g、杭芍 12g、山萸肉 15g、丝瓜络 30g、甘草 6g、焦三仙（山楂、炒麦芽、炒神曲）各 9g。

用法：水煎 3 次，兑到一起，一天分 3 次服用。

说明：本方主要用于治疗脾肾两虚的乳汁分泌过少症，临床适用于生产损耗大、身体差、舌质淡、舌苔薄白或白腻的乳汁分泌过少患者。

（四）肝肾阴虚型催乳剂

处方：熟地 15g、云茯苓 12g、泽泻 9g、枸杞子 15g、杭芍 12g、柴胡 9g、丹参 15g、漏芦 9g、王不留行 9~12g、炒枣仁 30g、陈皮 9g、甘草 3~6g。

用法：水煎 3 次，兑到一起，一天分 3 次服用。

说明：本方主要用于治疗肝肾阴虚型缺乳症，临床适用于易烦躁、爱发火、睡眠不好、舌质红、舌瘦长、舌尖红、头晕耳鸣、便干、口臭的乳汁过少患者。

（五）剖腹产大出血后催乳剂

处方：西洋参 6~9g、肉苁蓉 12~15g、茯苓 12 g、炒白术 9g、熟地 15g、丹参 15g、王不留行 9~12g、漏芦 9g、炙鳖甲 15g、焦三仙各 9g。

用法：水煎 3 次，兑到一起，一天分 3 次服用。

说明：本方主要用于剖腹产大出血后体虚气血不足者。

（六）气血不足型催乳剂

处方：党参 15g、茯苓 15g、炒白术 9g、丹参 15g、陈皮 9g、桂圆 7 个、大枣 7 枚、甘草 3~6g、焦三仙各 9g、王不留行 9~12g。

用法：水煎 3 次，兑到一起，一天分 3 次服用。

说明：主要用于气血两虚型乳汁不足的患者。

第八节　与哺乳有关的食疗汤

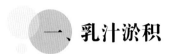

一、乳汁淤积

因为很多产妇缺乏乳汁分泌的相关知识,有一半甚至更多的产妇会出现乳汁淤积、乳汁不畅的情况。建议这类产妇清淡饮食,减少浓汤摄入,保证新鲜的蔬菜、水果摄入。

(一)玫瑰花、代代花、茉莉花茶饮

原料:玫瑰花、代代花、茉莉花各适量。

做法:将玫瑰花、代代花、茉莉花放入杯内,加开水后盖杯盖,10 分钟后即可饮用。

功效:清心养颜、疏肝散结,对乳汁淤积有一定治疗作用。

(二)通草蒸鲫鱼

原料:通草、鲫鱼、老姜、植物油、酱油各适量。

做法:1. 将通草用冷水浸泡半小时左右,煎汁备用。

2. 将鲫鱼去鳞及内脏,洗净,在鱼背上划若干刀。

3. 将鱼放入锅内,将通草汁倒在鱼背上,加姜丝、植物油、酱油,大约蒸 40 分钟即可。

功效:通草具有清热利尿、通气下乳的功能;鲫鱼可补充优质蛋白质及矿物质,具有健脾胃、除湿利水、通络下乳等功效。

二、乳头皲裂

(一)桃仁莲藕汤

原料:桃仁 10 枚左右,莲藕、带皮老姜、酱油、麻油各适量。

做法:1. 桃仁洗净,浸泡半小时;莲藕洗净、切块,备用。

2. 将麻油倒入锅内,大火烧热。老姜爆香成褐色,但不能焦黑。

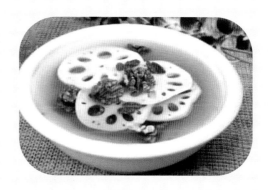

3. 锅内加水,加入桃仁、莲藕,煮烂后加酱油即可食用。

功效:桃仁、麻油含丰富的维生素 E,莲藕、老姜含丰富的维生素 C, 两者放到一起既可

图 1-45

促进乳汁分泌,又可促进伤口愈合,有利于乳头皲裂的治疗。

(二)虾米白菜

原料:虾米、大白菜、胡萝卜、老姜、麻油、酱油各适量。

做法:1. 大白菜洗净、切块,胡萝卜切片备用。

2. 将麻油倒入锅内,大火烧热。老姜爆香呈褐色,但不能焦黑。

3. 转大火,先放入胡萝卜翻炒,再放入大白菜翻炒后加入虾米,放少量的酱油(因虾米是咸的)后起锅即可食用。

功效:补充各种维生素及矿物质,促进伤口愈合,增强抵抗力,有利于乳头皲裂的治疗。

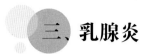

三、乳腺炎

(一)通草鸡蛋汤

原料:通草 3g、鸡蛋 2 个、红糖适量。

做法:将通草浸泡半小时,然后煮 20 分钟,最后打入鸡蛋。鸡蛋熟后加红糖即可食用。

功效:补充营养、除湿利水、通络下乳,有助于乳腺炎的恢复。

(二)黄酒蒸虾

原料:鲜虾 6~8 只,黄酒、老姜、酱油各适量。

做法:1. 虾洗净备用;老姜切片备用。

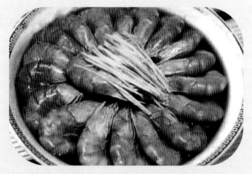

图 1-46

2. 把虾放入盘内, 浇上黄酒后放入锅内蒸 20 分钟左右。

3. 将麻油倒入锅内, 大火烧热,把老姜爆香成褐色,但不能焦黑。

4. 将烧热的生姜、麻油浇在蒸好的虾上即可食用。

功效:补充营养、活血行经、健脾通乳,有助于乳腺炎的恢复。

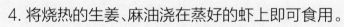

（三）柴胡穿山甲香附排骨汤

原料:柴胡、穿山甲、香附、排骨、老姜各适量。

做法:1. 将柴胡、穿山甲、香附用纱布包好,冷水浸泡半小时。

2. 排骨洗净、切块、入锅,加冷水,把柴胡、穿山甲、香附及浸泡的汁一起放入锅内同煮,煮烂即可食用。

功效:疏肝散结、通络下乳、行滞止痛,有助于乳腺炎的恢复。

四、乳头低平凹陷

（一）姜爆南瓜

原料:南瓜半个,带皮老姜、麻油、酱油各适量。

做法:1. 南瓜、老姜洗净、切片备用。

2. 将麻油倒入锅内,大火烧热,把老姜爆香成褐色,但不能焦黑。

3. 转大火,放入南瓜片翻炒,快起锅时放少量酱油即可食用。

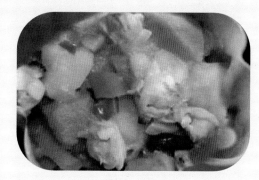

图 1-47

功效:南瓜含有丰富的维生素、矿物质及纤维素,具有补脾、暖胃、消炎、益气的功效,可提高产妇的免疫力,优化乳汁质量。该汤对乳头低平凹陷有一定的治疗作用。

（二）紫菜猴头菇汤

原料：猴头菇 3~4 朵，紫菜若干，麻油、生姜各适量。

做法：1. 将猴头菇洗净，倒入开水中焯一下。

2. 将麻油倒入锅内，大火烧热，放入老姜爆香成褐色，但不能焦黑。

3. 加水，转大火，放入猴头菇，煮 10 分钟后加入紫菜，2 分钟后即可食用。

功效：可提高产妇的免疫功能，补充钙、碘等微量元素。该汤对乳头低平凹陷有一定的治疗作用。

回乳

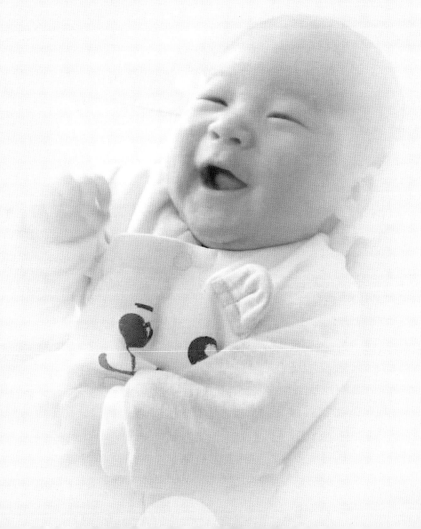

第一节　回乳概述

宝宝哺乳10个月后,妈妈计划为宝宝断乳,或因各种原因妈妈不能再给宝宝喂奶,但是妈妈奶水仍然较多,这时候就需要采取办法让乳汁不再分泌,这就是回乳,也叫回奶。

对妈妈来说,就是回乳。如果不回乳或回乳不全,妈妈日后可导致长期溢乳、月经不调,甚则闭经溢乳。

对宝宝来说,就是要断奶。断奶对宝宝来说是一个非常重要的事情,是宝宝生活中的一大转折。断奶不仅仅是食物品种、喂养方式的改变,更重要的是断奶对宝宝的心理发育有重要影响。这就是为什么心理学家将此过程称为第二次母婴分离。宝宝在吸吮乳汁的同时不断地与母亲进行感情交流,获得母爱,这对宝宝身心发育具有重要影响。如果断奶方法不得当,不但宝宝心理上难以适应,还会给宝宝的身体健康带来负面的影响。在奶头上涂辣椒、墨汁、红药水、紫药水或黄连水的断奶方法,是不可取的,会给宝宝心理上带来极大伤害。宝宝也会因此而哭闹、恐惧、不安,或以吸吮手帕、被头及母亲的衣物来获得安慰,甚至形成日后难以纠正的儿童异常行为。

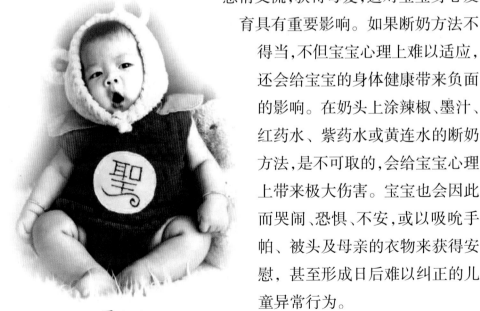

图 2-1

可见回乳和断奶都必须谨慎对待、妥善处理。

在为宝宝断奶时,应注意以下几点:

首先,父母心理上要把回乳和断奶看成是自然过程。当宝宝对母乳以外的食物味道感兴趣的时候,应该用适当的语言诱导和强化,使宝宝感到愉快,在心理上把断奶当作一个自然过程。同时,家里的其他亲人应有意识地与宝宝多接触,如:带宝宝去公园,接触大自然,开阔眼界;跟宝宝一起做游戏,使宝宝感到身边的人都爱他,都跟他玩,使他高兴,有安全感、信任感。

其次,断奶应该循序渐进,先从减少白天喂母乳次数开始,再逐渐过渡到减少夜间喂母乳次数,同时逐渐用牛乳或配方奶取代母乳,最终使宝宝彻底断奶。断奶后,仍需每天给宝宝喂 1~2 次牛奶。在断奶期间,宝宝从蹒跚学步到自由行走、玩耍,宝宝的活动范围逐渐扩大,兴趣逐渐增加,与母亲的接触时间逐渐减少,有利于断奶。

最后,断奶时,不要让宝宝看到或触摸母亲的乳头。当宝宝看到其他宝宝吃母乳时,要告诉宝宝:"你长大了,小宝宝吃妈妈奶,你不吃了。"母亲在断奶期间不应回避,应多和宝宝在一起玩他(她)感兴趣的游戏,转移宝宝的注意力,尤其是在宝宝哭闹时,父母及家里的亲人一定要帮助、安抚宝宝,给宝宝更多的关爱,千万不能急躁,更不能训斥宝宝。在断奶期间,不应母婴分离,这样会给宝宝带来心理上的痛苦。另外,一旦断了奶,就不要让宝宝再吃母乳。

第二节 断奶的方法

以下建议也许不是最好的给宝宝断奶的方法,但也值得妈妈去参考:

一、循序渐进,自然过渡

给宝宝断奶的时间和方式取决于很多因素,每个妈妈和宝宝对断奶的感受各不相同,选择的方式也因人而异。

(一)快速断奶

如果妈妈已经做好了充分的准备,妈妈和宝宝也都可以适应,断奶的时机便已成熟,妈妈可以很快给宝宝断掉母乳。如果妈妈必须出差一段时间,那么宝宝很可能在几天时间里就完全断奶了;如果妈妈上班后宝宝无法再吃母乳,那么宝宝也很快就会断掉白天的奶。

(二)逐渐断奶

如果宝宝对母乳依赖很强,快速断奶可能会让宝宝不适;如果妈妈非常重视哺乳,又天天和宝宝在一起,突然断奶可能让宝宝有失落感。因此,妈妈可以采取逐渐断奶的方法。从每天喂母乳 6 次,减少到每天 5 次,等妈妈和宝宝都适应后,再逐渐减少,直到宝宝完全断掉母乳。

二、少吃母乳，多吃牛奶

开始断奶时，可以每天给宝宝喝一些配方奶，也可以喝新鲜的全脂牛奶。需要注意的是，尽量鼓励宝宝多喝牛奶，但只要宝宝想吃母乳，妈妈就不该拒绝宝宝。

三、断掉临睡前和夜里的奶

大多数的宝宝都有半夜里吃奶和晚上睡觉前吃奶的习惯。宝宝白天活动量很大，不喂奶还比较容易。最难断掉的，恐怕就是临睡前和半夜里的母乳了，可以先断掉夜里的奶，再断临睡前的奶。这时候，需要爸爸或家人的积极配合，宝宝睡觉时，可以改由爸爸或家人哄宝宝睡觉，妈妈避开一会儿。宝宝见不到妈妈，刚开始肯定要哭闹一番，但是没有了想头，稍微哄一哄也就睡觉了。断奶刚开始时，宝宝会折腾几天，但宝宝一次比一次闹得程度轻，直到有一天，宝宝睡觉前没怎么闹就乖乖躺下睡了，半夜里也不醒了。好了，恭喜你，断奶初战告捷。

四、减少宝宝对妈妈的依赖

断奶前，要有意识地减少妈妈与宝宝相处的时间，增加爸爸照料宝宝的时间，给宝宝一个心理上的适应过程。刚断奶的一段时间里，宝宝会对妈妈比较黏，这个时候，爸爸可以多陪宝宝玩一玩。刚开始宝宝可能会不满,后来就习以为常了。要让宝宝明白,爸爸一样会照顾他(她),而妈妈也一定会回来的。对爸爸的信任,会使宝宝减少对妈妈的依赖。

五、培养孩子良好的行为习惯

断奶前后,妈妈因为心理上的内疚,容易对宝宝纵容,要抱就抱,要啥给啥,不管宝宝的要求是否合理。但要知道,越纵容,宝宝的脾气越大。在断奶前后,妈妈适当多抱一抱宝宝,多给他(她)一些爱抚是必要的,但是对于宝宝的无理要求,却不要轻易迁就,不能因为断奶而养成了宝宝的坏习惯。这时,需要爸爸理智对待。当宝宝大哭大闹时,由爸爸出面来协调,宝宝比较容易听从。

注意

断奶期间,宝宝不良的饮食习惯是断奶方式不当造成的,这可不是宝宝的过错。断奶期间,依然要让宝宝学习用杯子喝水和饮果汁,学习自己用小勺吃东西,这能锻炼宝宝独立生活能力。

断奶尽管有种种困难,但它却是妈妈所必须完成的一件事情。在断奶过程中,宝宝会烦躁不安、哭闹,妈妈也很难忍受宝宝的那种哭声。因此,断奶对于妈妈和宝宝并不是一件轻松、愉快的事。断奶不当会使宝宝的健康受到影响。如断奶过早,又不能及时地补充宝宝所需要的蛋白质和热能,容易造成营养不良,增加宝宝患病的机会。所以妈妈要掌握正确的断奶方法,最好是慢慢来,让宝宝有一个适应的过程,不能突然中断哺乳。要先给宝宝适时添加辅食,逐渐用增加其他食物的办法来减少哺乳次数。开始断奶时,每天少喂一次母乳,以其他辅食代替,隔几天后再减少喂奶次数,直至最后断奶。或者让妈妈暂时离开宝宝 1~2 天,使宝宝慢慢习惯。用其他食物代替母乳时也应从少量开始,使宝宝在心理和消化功能上都有充分适应和承受的过程,尽可能让孩子自然地放弃吸吮母乳。生活中有许多不科学的断奶方法,如强制母子隔离,断绝往来,或在乳头上涂抹东西吓唬孩子,或强迫孩子不吃母乳,这些方法对孩子的心理和精神都是劣性刺激,是不可取的。

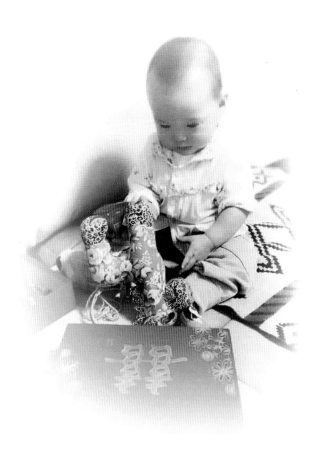

图 2-2

第三节　断奶的注意事项

一、给宝宝断奶的时间最好不要选在夏天

夏天天气炎热，胃肠里帮助消化的酶类减少，宝宝本来就食欲不好，消化吸收能力减弱，如再改变饮食种类和进食规律，就会引起消化功能紊乱，出现腹泻，故给宝宝断奶的时间最好选择在春、秋两季。

二、宝宝患病时或有病初愈时不宜断奶

宝宝患病时消化能力减弱，这时断奶改喂其他食物会造成消化不良，同时还会影响宝宝的康复，所以应在宝宝的身体完全好了以后再断奶。

三、给宝宝断奶时，不宜在奶头上涂辣的、苦的及带颜色的东西来强行断奶

给宝宝断奶时，不宜在乳头上涂辣的、苦的及带颜色的东西，这会使宝宝产生恐惧心理而影响健康。

四、在断奶的过程中，要更细心地照顾宝宝

因为这时宝宝的牙齿并未长全，宝宝肠胃的消化功能还不健全，所以最好给宝宝提供较软的、碎的食物，以免因消化不良而腹泻。主食应吃米粥、软饭、馒头、面条等，另外添加蔬菜、鱼、肉、鸡蛋等，不宜吃油炸、油腻及生冷的食物。宝宝一天吃四顿饭为好，还要保证每天给予牛奶或其他乳制品 250~500ml，以确保营养供应。

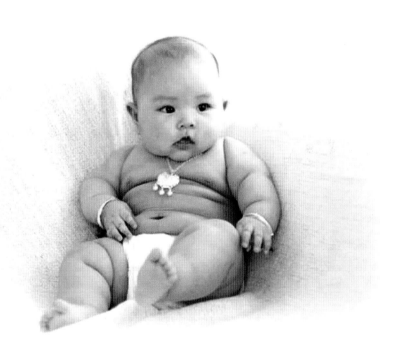

图 2-3

第四节　按摩回乳法

宝宝断奶后,妈妈会出现乳房发胀、疼痛的情况,这是因为回乳过急导致乳汁淤积甚至发生乳腺炎的缘故。回乳期间,妈妈不要穿贴身的化纤类衣服,一定要穿纯棉的贴身衣服,防止化纤衣服影响乳管的畅通。妈妈要将乳房中分泌的乳汁挤出,以免阻塞乳管,导致炎症发生。回奶过程中,妈妈出现乳房胀疼,可以用温热毛巾外敷,并缓慢地用手从乳房根部向乳头方向推揉。

手法排乳

妈妈取端坐位,充分暴露乳房,催乳师依靠拇指和掌指的合力由乳房边缘向乳头方向滑行,如此形成向心性挤压式按摩。(见图 2-4)在滑经肿块部位时,其合力要适当增大,将淤积的乳汁逐步排出。按摩过程中用手轻轻牵拉乳头,以扩张乳头部的输乳管,每天 1 次,每次 30 分钟。(见图 2-5)手法排乳可快速疏通乳络,排出淤积的乳汁,减少细菌生长、繁殖的机会。按摩后,用重手法点按肩井穴。(见图 1-35)

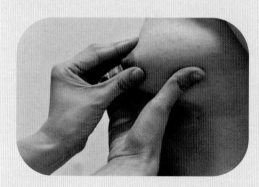

图 2-4

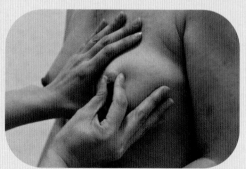

图 2-5

第五节　回乳食疗

宝宝开始断奶后,妈妈要清淡饮食,在乳管通畅的情况下,可以用炒麦芽200g、生山楂50g,水煎后当茶饮,每天喝五六次,喝3天,奶量减少后将乳房彻底排空1次,这样奶水很容易就会回去的。这种办法不仅减少了痛苦,而且回奶彻底,有利于以后乳房健康。

如果乳涨,可以可用芒硝250g,装入纱布袋内,外敷于乳房上,待芒硝吸潮结成硬团块后,重新更换新芒硝外敷。

有些人采取胀回法回乳,这样妈妈会比较难受,时间也较长。为减少痛苦可加服回乳药物。根据具体情况,采取不同措施,首先应停止饮用大量汤水,减少营养,禁吃炖鸡、炖肉,或营养性药膳;然后可用药物方法阻止乳汁分泌:

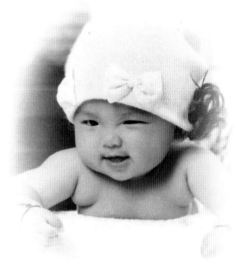

图 2-6

1. 花椒12g,加水400ml,煎成250ml,加入红糖30g,饮服,每日1剂,连服两剂。

2. 枇杷叶5片、土牛膝10g,水煎饮服,每日1次,连服3天。

3. 陈皮24g、甘草6g,水煎,多次饮服。

4. 麦麸60g、红糖30g,先将麦麸炒黄,再加入糖共炒,两日内吃完。

有些妈妈在给宝宝断奶前奶水已经不是很多了,这时可以不必服用任何药物,让奶水自然停止分泌即可。但这有可能会在妈妈乳房中留下一些奶块,用手触摸时可以感觉得到。遇到这种情况不必担心,一般情况下,这些奶块过一段时间会自然吸收的。

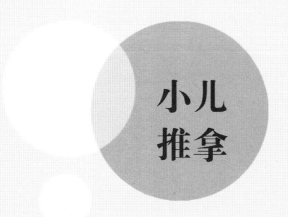

小儿
推拿

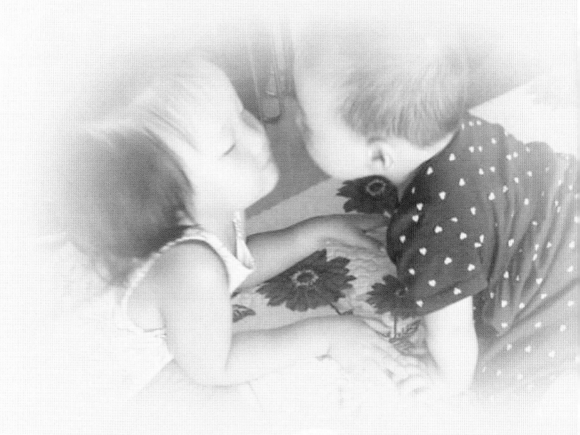

第一节　概述

小儿推拿又称小儿推拿疗法、小儿按摩等,是在中医基本理论指导下,根据小儿特殊的生理、病理特点,在其体表特定的穴位或者部位施以手法,以提高小儿自身抗病能力,达到防病、治病目的的外治疗法。小儿推拿具有通经络、调气血、行阴阳、调脏腑的作用。

小儿推拿在我国有着悠久的历史。早在隋唐时期就有用推拿治疗小儿疾病的记载,但没有形成一个独立、完整的体系。小儿推拿独立、完整体系的形成是在明清时期,当时有许多小儿推拿专著问世。最早的小儿推拿专著是明代的《小儿按摩经》(又叫《保婴神术》),其他还有《小儿推拿秘诀》《小儿推拿广意》《幼科推拿秘书》《保赤推拿法》《厘正按摩要术》等,为当时婴幼儿的医疗保健做出了很大的贡献,同时也为今天小儿推拿的发展,奠定了良好的基础。

小儿推拿提倡预防与治疗相结合,以防为主,通过经常、专业、有针对性的按摩,增加小儿免疫力,促进小儿生长、发育。小儿推拿适用于0~12岁的小儿,年龄越小效果越好。

一、小儿推拿适应症与禁忌症

(一)小儿推拿适应症

小儿推拿适用于绝大多数小儿常见疾病,如感冒、发热、咳嗽、哮喘、腹泻、厌食、腹胀、呕吐、消化不良、便秘、扁桃体炎、鼻炎、口疮、遗尿、夜啼、惊风、抽动症、湿疹、腺样体肥大、佝偻病(五迟、五软)、发育迟缓、免疫力低下等。

（二）小儿推拿禁忌症

以下疾病不适合用小儿推拿进行治疗：

1. 某些急性传染病，如猩红热、水痘、肝炎、肺结核等；

2. 各种恶性肿瘤的局部；

3. 出血性疾病及正在出血和内出血的部位；

4. 骨与关节结核和化脓性关节炎；

5. 烧、烫伤和皮肤破损的局部；

6. 各种皮肤病患处；

7. 骨折早期和截肢初期；

8. 极度虚弱的危重病患儿；

9. 诊断不明的疾病。

二、小儿推拿特点

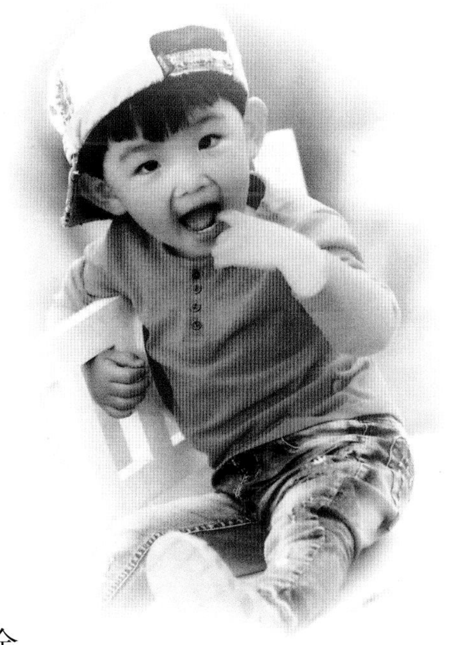

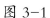

小儿推拿具有以下特点：方便易行，经济实惠；疗效显著，堪比针药；安全稳当，不易反弹；绿色无毒，利于康复；治病

图 3-1

去根，不易复发；舒适无痛，易于接受；预防保健，强身健体。

推拿疗法通过按摩增强了小儿的免疫能力，有利于小儿的生长、发育；不用打针、吃药，无创伤性，无任何副作用；有病治病，无病可以强身，完全符合当今医学界推崇的"无创伤医学"和"自然疗法"的要求。

小儿推拿是一种无副作用的物理疗法，是一种标本兼治的全身治疗方法。不受时间、地点、环境、条件的限制，又具有易学、易操作、见效快的优点,家长在医生指导下经常为宝宝做保健按摩,可以增强宝宝体质,促进宝宝的健康成长。小儿推拿还可以与中西医药治疗相结合,在吃药的同时配合按摩,可以缩短病程,加快宝宝的身体恢复。

三、小儿推拿注意事项

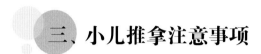

(一)小儿过度饥饱不宜按摩

在小儿过度饥饱的情况下,不宜立即进行小儿按摩。另外,在小儿哭闹时,应先安抚好小儿,再进行按摩。

(二)采取小儿舒适的体位进行操作

按摩时,小儿可采取坐、卧等舒适体位。同时,操作者也应以省力、方便操作为前提。

(三)操作者应事先学习好推拿的方法

操作者,不管是爸爸,还是妈妈,事先必须学习好小儿推拿的方法,不能临阵学习、一知半解就给孩子推拿。操作者应取穴准确、手法熟练、轻重适宜、用力均匀。

(四)操作者应摘去手上饰物

推拿前,操作者应摘去戒指、手链等饰物,以免刮伤小儿。洗净双手后,再进行小儿推拿。冬季推拿时,操作者应将双手捂热。

(五)室内应空气清新、温度适宜

进行小儿推拿的房间内应阳光充足,以利于观察小儿病情,以及小儿推拿后的反应。推拿结束后要令小儿避风,以免感受外邪,加重病情。

(六)介质选择

在做小儿推拿时,操作者的手上和小儿的皮肤上需要抹上一定的介质,这样既可以使小儿推拿顺利完成,又可以增加小儿皮肤的光滑性,防止宝宝皮肤擦伤。常用的介质有滑石粉、婴儿爽身粉等。

(七)无论男女推拿左手

如果需要推拿宝宝手上的穴位,无论男孩,还是女孩,均推拿左手。

(八)针对性

在给宝宝推拿时,要有一定的针对性,如果治疗的目的太多,反而会影响效果。

(九)诊断正确

在给宝宝推拿时,必须要有正确的诊断,必要时建议借助专业的医院和医生确诊宝宝的病情。小儿疾病,瞬息万变,不能大意。

第二节 小儿生理、病理特点

一、小儿生理特点

小儿的生理特点是：脏腑娇嫩，形气未充；生机蓬勃，发育迅速。

（一）脏腑娇嫩，形气未充

主要表现在脾常不足、肺常不足、肾常虚等几个方面：

1. 脾常不足：脾胃为后天之本，主运化水谷精微，为气血生化之源。小儿发育迅速，生机旺盛，对营养精微需求较成人相对为多，但小儿脾胃薄弱，若稍有饮食不节，即易引起运化功能失常而生病，故曰脾常不足。

2. 肺常不足：肺主皮毛，肺脏娇嫩，卫外不固，易为外邪侵袭。肺之气化赖脾之精微而充养，小儿脾胃薄弱，肺气也薄弱，故小儿有肺常不足的生理特点。

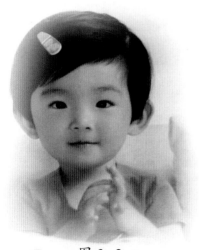

图 3-2

3. 肾常虚：肾为先天之本，肾中元阳、元阴为生命之根本，各脏之阴取之于肾阴的滋润，各脏之阳依赖于肾阳之温养。小儿生长发育、抗病能力，以及骨髓、脑髓、发、耳、齿的正常发育和功能都与肾脏有关。小儿出生后处于生长发育之时，肾气未盛，气血未充，肾气随年龄增长而逐渐充盛，此即小儿肾常虚之意。

4. 肝常有余：小儿五脏六腑之气血均属不足,所谓"肝常有余",不是指小儿肝阳亢盛的病理概念,而主要是指小儿时期肝主疏泄,具有升发、疏泄全身气机的功能。

5. 心常有余：所谓"心常有余",同样不是指小儿心火亢盛的病理概念,而是指小儿发育迅速,心气旺盛有余,呈生机蓬勃之象。

(二)生机蓬勃,发育迅速

生机指各种活动机能;发育指生长过程。

小儿时期机体各组织器官的形态发育和气化功能都是稚弱而不够成熟、完善的,但又是不断成熟和完善并向成人方向发展的。这好比旭日东升,草木方萌,蒸蒸日上,欣欣向荣。小儿为稚阴、稚阳之体,生长发育迅速,机体对水谷精气的需要相对比成人迫切。

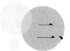

二、小儿病理(病因)特点

小儿疾病的发病原因在外多伤于六淫及疫疠之邪,在内多伤于乳食。先天因素致病是特有的病因,情志失调致病相对略少,意外伤害和医源性伤害则需要引起重视。

(一)先天因素

先天因素即胎产因素,指小儿出生前已形成的病因。宝宝的某些病症,其发病原因与妊娠期母体的健康与否有关。妇女受孕后,不注意养胎、护胎,是导致小儿出现先天性疾病的常见原因,如妊娠妇女饮食失节、情志不调、劳逸失度、感受外邪、房事不节等,都可能损伤胎儿而为病。诚如朱丹溪在《格致余论·慈幼论》所说:"儿之在胎,与母同体,得热则俱热,得寒则俱寒;病则俱病,安则俱安。"说明了胎产因素与小儿健康的密切关系。

(二)外感因素

小儿因于外感因素致病者最为多见。外感因素包括六淫(风、寒、暑、湿、燥、火)和疫疠之气。

1. 风为六淫之首、百病之长。小儿肺卫不固,腠理不密,易为风邪侵袭。风为阳邪,善行数变,小儿发病多急,传变较快,且易化热化火、入营入血。小儿感受风邪常与其他外感因素相兼致病,形成风寒、风热、风湿等病邪,还往往夹有乳食不节的内伤,即所谓"肺脾同病""表里同病"。

2. 寒为阴邪,易伤阳气。若小儿形体受寒、饮冷则伤肺。若寒邪直中脾胃,则脾阳受损;迁延不愈,则脾阳伤及肾阳。寒性凝滞,寒凝则血涩,小儿"稚阳未充",阳气不能温煦肌肤,气血流行不畅则易致新生儿硬肿症。

3. 暑为阳邪,其性炎热。小儿感受暑邪,可发生"暑温"。在小儿"暑温"中,易发生"暑风""暑痉""暑厥"。小儿体虚,夏天感受暑热之气,又可发生"暑热证"。暑多夹湿,暑湿者又易出现"疰夏"。

4. 湿性黏滞,属于阴性。脾喜燥恶湿,"湿胜则濡泄"。湿热相合,流注经络,则生躄痿。《素问·生气通天论》说:"湿热不攘,大筋软短,小筋弛长。软短为拘,弛长为痿。"

5. 燥易伤津。小儿肺脏娇弱,易受燥邪,燥伤津液则为燥咳,或燥伤肺阴而成"白喉"。

6. 火为阳邪,轻者为温,重者为热,甚者为火。小儿易受外感温热之邪,感受温热之邪后,容易传变而生风动血。《素问·至真要大论》说:"诸热瞀瘛,皆属于火。"火热之邪,最易耗伤阴津,由于小儿"稚阴未长",因而在疾病发展过程中,易出现阴液耗竭。

7. 疫疠之气,是具有强烈传染性的病邪,又称疠气、戾气。由于小儿脏腑娇嫩、形气未充,加之寒温不调、防护不周,极易感染,如麻疹、白喉、百日咳、水痘、小儿麻痹症、猩红热、天花等。

(三)食伤因素

1. 脾常不足、饮食不知自节是儿科常见病因。

小儿乳贵有时,食贵有节。有些家长缺少正确的喂养知识,宝宝期未能用母乳喂养,或未按时添加辅食,或任意纵儿所好,饥饱无常,都易于造成小儿脾胃受损,运化不健,导致脾胃病证。脾胃生化乏源,还会引起肺、肾、心、肝诸脏不足而生病。

2. 饮食不洁也是儿科常见病因。小儿缺乏卫生知识,脏手取食,或误进污染食物,常引起肠胃疾病,如吐泻、腹痛、肠道虫症,甚至细菌性痢疾、伤寒、病毒性肝炎等传染病。

(四)情志因素

小儿思想相对单纯,接触社会较成人少,受七情六欲之伤也就不及成人多见。但是,儿科情志失调致病也不容忽视。例如,婴幼儿乍见异物、骤闻异声,易致惊伤心神,或使已有的肝风惊厥发作加剧;所欲不遂,思念伤脾,会造成食欲下降,产生厌食或食积;学习负担过重,家长期望值过高,儿童忧虑、恐惧,产生头痛、疲乏、失眠、厌食或精神、行为异常;家庭溺爱过度,社会适应能力差,造成心理障碍;父母离异、再婚,亲人死亡,教师责罚,小朋友欺侮等,都可能使儿童精神受到打击而患病。近年来,儿童精神、行为障碍性疾病发病率呈上升趋势,值得引起重视。

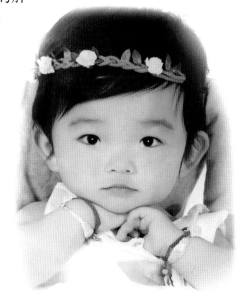

图 3-3

(五)外伤因素

小儿缺少生活经验和自理能力,对外界的危险事物和潜在的危险因素缺乏识别与防范,加之生性好奇,常轻举妄动,因而容易遭受意外伤害。宝宝蒙被受捂,或哺乳时乳房堵住口鼻,可造成窒息;小儿碰翻热汤、热水,或误触火炉、水瓶,会被水火烫伤;家用电器安装不当,可能被小儿误摸触电;小儿在水边玩耍,或儿童无人保护下水游泳,容易溺水;幼儿学步摔倒,或遇交通事故,或小孩互相打斗,可造成创伤骨折;蛇咬、虫螫、猪狗咬伤,造成意外伤害;误食有毒的植物、药物,发生中毒;误将豆粒、小球放入口鼻,因气道异物而致呼吸道梗阻。凡此种种,在儿童均比成人更为常见。

(六)医源因素

进入现代社会,儿童的医源性损害日益受到重视。

儿科感染性疾病较多,对住院患儿要尽可能按病种类别安排病室,对传染病患儿更要做到隔离,防止交叉感染。对小儿的检查、护理动作都要轻柔,注意无菌操作;与患儿讲话要亲切,减少其抗拒,防止对儿童带来身体、心理的伤害。

儿科用药应当谨慎,因小儿气血未充,脏腑娇嫩,易为药物所伤。凡大苦、大寒、大辛、大热之品,以及攻伐、峻烈、毒性药物,皆应慎重使用,中病即止。若失治误治,会使旧病未去又添新病,加重病情。

某些西药有毒副作用,如剂量过大或长期使用糖皮质激素可引起柯兴氏综合征,导致皮质功能亢进的各种物质代谢紊乱;一些抗生素具有胃肠道反应、抑制造血功能、肝肾功能损害、神经系统损害等毒副作用;长期使用广谱抗生素还易造成二重感染;免疫抑制剂会导致脏器损害、骨髓抑制、生殖毒性,等等,都为临床所常见。

第三节　小儿推拿常用手法

一、对小儿推拿操作者手法的要求

小儿推拿在操作手法上强调方向、控制力和控时，围绕清、补，将手法与穴位结合，充分发挥手法操作效应，达到理、法、穴、手四者结合的目的。手法是小儿推拿预防和治疗疾病的主要手段，手法的优劣直接关系到疗效的好坏，所以小儿推拿操作者的手法必须符合以下要求：

（一）基本要求

小儿推拿操作者的手法必须节奏均匀、柔和、轻快、持久，这样才能达到调节脏腑、气血、阴阳的目的，使人体复归平衡。

1. 节奏均匀：指手法的动作要有节律性。

2. 柔和：指手法用力要缓和、平稳。

3. 轻快：指小儿推拿的按摩手法较成人频率要快，力度更轻。目前临床操作，成人推拿手法频率大多为 120~160 次/分，而小儿推拿的按摩频率为 160~260 次/分。力度普遍较成人轻，因为小儿肌肤柔弱，不耐重力。

4. 持久：指小儿推拿需要一定的时间做保证。

（二）补泻要求

小儿推拿的补泻作用与操作者手法的轻重、刚柔、快慢，以及加力的方向和持续的时间等因素有关。

一般认为，力度较大、频率较快、时间较短、逆经操作的手法为泻法，反之为补法。

(三)操作顺序要求

1. 一般情况下,小儿推拿应按照先推拿头面,再推拿上肢、胸腹、腰背,最后推拿下肢的操作顺序进行。

2. 头面及上肢操作时,又有一定的顺序,比如"一推天门,二推坎宫,三运太阳"等。

3. 有些穴位刺激性较强,易引起宝宝哭闹,此时应先推刺激性较轻、不易引起宝宝哭闹的穴位,并且尽量先推主穴,后推配穴。

(四)操作时间要求

1. 小儿推拿操作的时间,应根据宝宝年龄的大小、体质的强弱、疾病的缓急、病情的轻重,以及手法的特点等因素而定。应用小儿推拿调理疾病,每次调理时间一般为15~30分钟。

2.轻柔缓和、刺激度较小的推拿手法操作时间可适当延长一些,而一些具有较强刺激的手法,如拿、掐等操作,时间应短一些,并应根据宝宝的年龄、体质、病情等诸多因素综合考虑。

3. 小儿推拿若以治疗为主,以每天1~3次为宜,高热等急性热病可每天2~5次,病情缓解即可停用。慢性病可每天1~3次,一般5天为1个疗程。疗程之间可以休息1~2天。急性病常治疗1~3天,慢性病可推拿数天、数月、数年。

4. 小儿推拿若以预防为主,宜在宝宝睡前或清晨进行,每天操作1~2次,每次5~10分钟,若宝宝患有急性传染病可暂停,待病愈后再恢复保健推拿。

二、小儿推拿常用手法

（一）推法

推法包括：直推法、分推法、合推法。

1.直推法（见图 3-4）：

操作方法：

　　用拇指桡侧或螺纹面或食、中两指螺纹面在穴位上作单方向的直线推动，称为直推法。

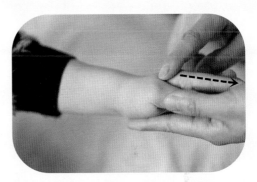

图 3-4

操作要领：

　　（1）直推时上肢放松，肘关节自然屈曲，伸直拇指或食、中两指，各关节自然伸直。

　　（2）直推可根据需要用双手或一手，可向上或向下推动。路径要直，不要弯曲。

　　（3）直推用力要比揉法轻，是在表皮进行操作，不要推挤皮下组织。

　　（4）直推是单方向的，操作时压力要轻而均匀，频率要快而不乱。直推的速度每分钟 200~300 次。

2. 分推法、合推法(见图 3-5、图 3-6) :

操作方法 :

（1）手拇指桡侧或指面、食中指指面自穴位中间向两旁分向推动，其轨迹成"← →"，称分推法。分推法又称分法。

（2）两手指指面螺纹或拇食指桡侧缘自穴位两端向中央推动称合推法。

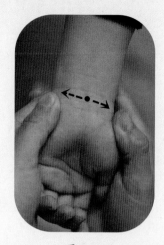

图 3-5

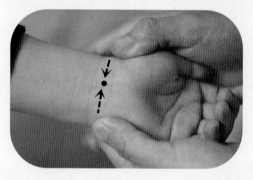

图 3-6

操作要领 :

（1）分推或合推，动作宜轻。

（2）分推或合推速度宜快，幅度宜小，可连续推 20~50 次。

（二）揉法(见图 3-7)

操作方法 : 以中指或拇指指端，或掌根，或大鱼际，在选取的一定部位或穴位上，作顺时针或逆时针方向旋转揉动，称揉法。

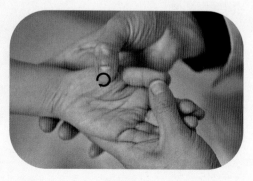

图 3-7

操作要领：

（1）操作时，压力要均匀，动作宜轻柔而有节律性。

（2）指揉时，以腕关节和掌指关节屈伸旋转来带动；鱼际揉和掌揉时，则以腕关节的回旋活动来带动，前臂、肩和上臂宜放松，吸定于穴位而不在皮肤上摩擦，要使该处皮下组织随着揉动而逐步产生微热感，"肉动皮不动"。

（3）不同于旋推、摩法和运法，着力面用劲要大些。

（4）操作频率每分钟 160~200 次。

（三）拿法（见图 3-8）

操作方法：捏而提起谓之拿。用拇指与食、中指相对（或用拇指和其余 4 指相对用力）捏住某一部位或穴位，逐渐用力内收，并持续地进行揉捏动作，称拿法。拿法可单手进行，也可双手同时进行。

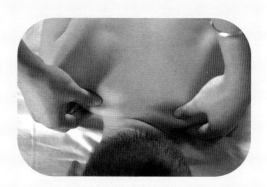

图 3-8

操作要领：

（1）拿法动作要缓和而有连贯性，不要断断续续；用力要由轻到重，不可突然用力。

（2）操作时，压力要均匀，动作宜轻柔而有节律性。

（3）拿取的部位和穴位要准确，时间不宜长，次数不宜多，频率每分钟 60 次。

（四）按法（见图 3-9）

操作方法： 以拇指或中指指端或掌根在选定的穴位上逐渐向下用力按压，一压一放地反复进行，称按法。用指压称指按法，用掌压称掌按法。

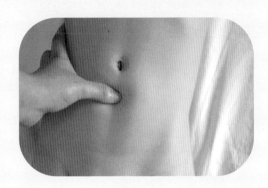

图 3-9

操作要领：

（1）指按时，手握空拳状，四肢自然屈曲或放松，拇指或中指伸直，指端着力在穴位逐渐向下按压。

（2）按压操作时着力部位要紧贴体表，不可移动，要由轻而重，不可用蛮力猛然按压。

（3）按压的方向垂直为主，按压的力量须轻柔，患儿有一定的压迫感即可。可持续点按，也可以一收一按间断用力，反复进行。

（4）结束时，不宜突然放松，要缓缓减轻按压的力量。

（5）按压时取穴要准，操作者着力部分的选择要与小儿的穴位或部位相对应。

（五）摩法（见图 3-10）

操作方法： 以手掌面或食、中、无名指指面附着于一定部位或穴位上，以腕关节连同前臂作顺时针或逆时针方向环形移动摩擦，称摩法。

操作要领：

（1）肩臂放松，肘关节微曲，指掌着力部分随腕关节主动屈伸、旋转，动作要协调。

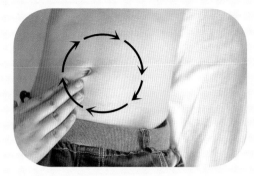

（2）指掌在体表作环形旋转抚摩时，不要带动皮下组织，即"皮动肉不动"。

图 3-10

（3）根据病情和体质，确定是顺时针还是逆时针方向操作，以达到预期的补泻疗效。

（4）用力要柔和自然，速度要均匀协调，压力要大小适当。

（5）操作频率宜每分钟 120~160 次。

（六）运法（见图 3-11）

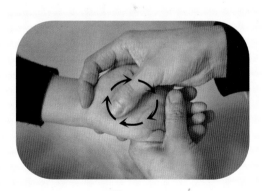

操作方法：以拇指或中指指端在一定的穴位上作弧形或环形推动，称运法。

图 3-11

操作要领：

（1）运法操作指面一定要贴紧施术部位，宜轻不宜重，宜缓不宜急，是用指端在体表穴位上作旋转摩擦移动，不应带动皮下组织。

（2）操作频率宜每分钟 80~120 次。

（七）捏法（见图3-12）

操作方法：以拇指桡侧缘顶住皮肤，食、中两指前按，三指同时用力提拿皮肤，双手交替捻动向前；或食指屈曲，用食指中节桡侧顶住皮肤，拇指前按，两指同时用力提拿皮肤，双手交替捻动向前。

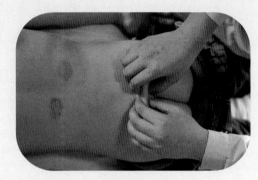

图3-12

操作要领：

（1）提拿皮肤不宜过多或过少。提拿皮肤过多，操作时不易捻动向前；提拿皮肤过少，操作时易滑脱、停滞不前。

（2）操作的次数及用力大小要适当，且不可带有拧转。

（3）操作时两手交替进行，不可间断，捻动须直线进行，不可歪斜。

（4）捏脊方向须根据病情，或由上而下，或由下而上，先捏脊3遍，第4遍时要进行捏三提一法（即每捏三下，向上提拿一次）。

（5）捏拿时手法不宜过重，但也不宜过轻，过重的手法缺少灵活性，过轻的手法不易得气。

第四节　小儿推拿穴位

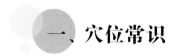

一、穴位常识

推拿(按摩)的前提是正确诊断。诊断是医生针对患者的病情及表现对疾病做出的正确判断和结论。只有诊断明确后才能进行有效的治疗。也就是说,有效的治疗是建立在正确诊断的基础之上的;反之,若没有正确的诊断,就不会有有效的治疗。推拿也是一样,必须明确诊断、制定准确的治疗原则后,才能给予有效的推拿。

推拿其实就是根据治疗原则选取穴位后,在选定的穴位上施行各种手法的操作。穴位是气血汇聚之所,是脏腑经气在体表的反映点,也是脏腑经络病变的反映点。所以,穴位具有重要的调节脏腑、调节经络、调节气血的作用。小儿推拿所用穴位,除了点状穴位外,还有线状、面状穴位。小儿推拿的常用穴位大部分分布在头面和四肢,尤其是手上的穴位十分丰富,正所谓"小儿百脉汇于两掌"。穴位通过一定的组合,组成推拿处方。在临床上,虽有用一个穴位治疗疾病的,但运用最多的则是以两个或两个以上穴位治疗疾病。

在选定穴位后,还必须明确推拿手法、次数或时间等。如:开天门(见图 3-13)30 次,推天柱骨(见图 3-14)2 分钟等。

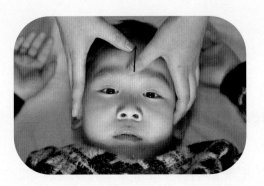

图 3-13

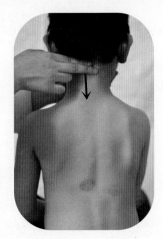

图 3-14

(一)如何找准穴位

1. 手指同身寸取穴法(也称指寸取穴法):

手指同身寸取穴法是小儿推拿中常用的取穴方法,是用小儿自己的手指测量自身的穴位。

(1)(小儿)食指、中指、无名指和小指并拢,手指横切面宽度(一般)定为 3 寸。

(2)将食指弯曲,食指中节指骨两个纹头之间的距离为 1 寸。

(3)将大拇指屈曲,指关节背侧的宽度相当于 1 寸。

2. 自然标志取穴法:

利用人体体表各种自然标志如骨性突起、肌肉、五官、乳头、毛发、指甲等来确定穴位。例如:

(1)膻中穴:两乳头连线的中点为膻中穴。(见图 3-15)

(2)天门穴:在小儿前额,两眉之间中点到前发际终点,形成一直

线。（见图 3-13）

　　（3）坎宫穴：在小儿眉毛上边，从眉头到眉梢成一直线。（见图 3-16）

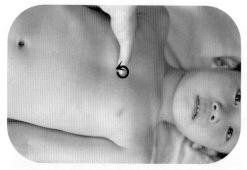

图 3-15

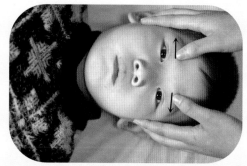

图 3-16

　　（4）百会穴：在后发际正中直上 7 寸，两耳尖连线中点，也就是在两耳尖连线与宝宝头顶正中线的交叉点。（见图 3-17）

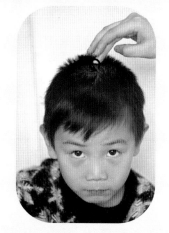

图 3-17

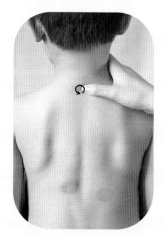

图 3-18

　　（5）大椎穴：宝宝低头时颈部最高的一个骨性突起就是大椎穴。（见图 3-18）

（二）了解小儿骨骼的最基本常识

1. 小儿脊柱的组成：

颈椎（7个）、胸椎（12个）、腰椎（5个）、骶椎（5个，融合为骶骨）。

2. 小儿主要骨骼位置：

肩胛骨、胸椎、腰椎、尺骨、桡骨、胫骨、腓骨、踝尖高点、外踝尖高点。

3. 关于桡侧和尺侧：

我们的前臂有两块骨头。在前臂的外侧是桡骨（也就是近拇指侧），靠近小指的一侧是尺骨，所以小指一侧叫尺侧，大指一侧叫桡侧。对于手指来讲，也是同样的道理。

二 小儿推拿常用穴位

（一）头面颈项部

1. 天门。

位置：两眉中间至前发际成一直线。

操作：两拇指自眉心向额上交替推至天庭，推 30~50 次，称开天门，又称推攒竹。（见图 3-13）

主治：常用于外感发热、头痛等症。

2. 坎宫。

位置:自眉心起至眉梢成一横线。

操作:术者用两拇指自眉心向两侧眉梢作分推,推 30~50 次,称推坎宫,亦称分阴阳。(见图 3-16)

主治:常用于外感发热、头痛等症。

3. 太阳。

位置:眉后凹陷处。

操作: 术者用两拇指桡侧自前向后直推,推 30~50 次,称推太阳。用中指端揉为补,向耳方向揉为泻。(见图 3-19)

主治:常用于外感发热、头痛等症。

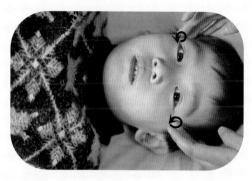

图 3-19

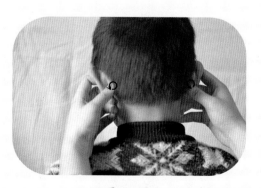

图 3-20

4. 耳后高骨。

位置:耳后入发际,乳突后缘高骨下凹陷中。

操作: 术者用拇指或中指端揉称揉高骨,或用两拇指推运,称运高骨。30~50 次。(见图 3-20)

主治:常用于外感发热、头痛等症。

5. 风池。

位置:后发际两侧凹陷处。

操作:用拿法,称拿风池。5~10 次。(见图 3-21)

主治:感冒、头痛、发热无汗、颈项强痛。

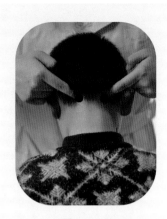

图 3-21

6. 迎香。

位置:鼻翼外缘旁开 0.5 寸,鼻唇沟中。

操作:术者用食指、中指按揉,揉 20~30 次,称揉迎香。(见图 3-22)

主治:感冒引起的鼻塞、流涕,急慢性鼻炎等。

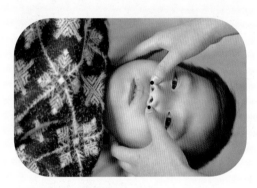

图 3-22

7. 山根。

位置:两目内眦中间,鼻梁上低凹陷处。

操作:术者用拇指指甲掐,掐 3~5 次,称掐山根。(见图 3-23)

主治:惊风、抽搐。

临床应用:本穴常用于诊断。如见山根处青筋显露为脾胃虚寒或惊风。掐山根有开关窍、醒目安神的作用。

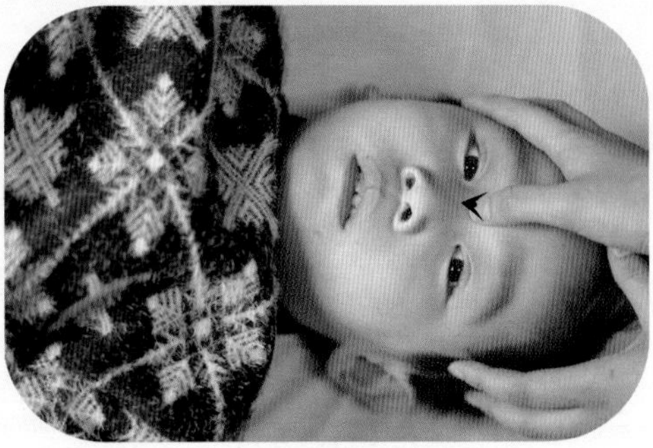

图 3-23

8. 人中。

位置：人中沟正中线上三分之一与下三分之二交界处。

操作：术者用拇指指甲或食指指甲掐之，掐 5~10 次或醒后即止，称掐人中。（见图 3-24）

主治：昏厥、惊风。

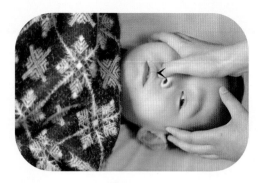

图 3-24

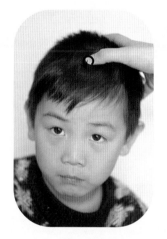

图 3-25

9. 囟门。

位置：前发际正中直上 2 寸，百会前骨陷中。

操作：术者用两拇指自前发际中点向该穴轮换推（囟门未闭合时，仅推至边缘，或沿囟门两边缘推），称推囟门。以全手掌轻摩，称摩囟门。50~100 次。（见图 3-25）

主治：鼻塞、头痛、惊风。

10. 百会。

位置：头顶正中线与两耳尖连线的交点处，后发际正中直上 7 寸。

操作：术者用拇指端按或揉，按 30~50 次，揉 100~200 次，称按百会或揉百会。（见图 3-17）

主治：头痛、惊风、脱肛、遗尿、久泻等。

11. 天柱骨。

位置:颈后发际正中至大椎穴成一直线。

操作:术者用拇指或食指、中指指面自上向下直推,推 100~300 次,称推天柱。或用汤匙边蘸水自上向下刮,刮至皮下轻度瘀血即可,称刮天柱。(见图 3-14)

主治:发热、呕吐、项强、惊风等症。

(二)胸腹部

1. 天突。

位置:胸骨上窝正中,正坐仰头取穴。

操作:有按揉天突、点天突、捏挤天突之分。术者一手扶儿头侧部,另一手中指指端按或揉该穴 10~30 次,称按天突或揉天突;以

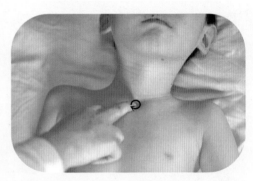

图 3-26

食指或中指指端微屈,向下用力点 3~5 次,称点天突;若用两手拇指、食指捏挤天突穴,至皮下瘀血呈红紫色为止,称捏挤天突。(见图 3-26)

主治:咳嗽、咯痰不爽、恶心、呕吐。

2. 膻中。

位置:两乳头连线中点,胸骨中线上,平第 4 肋间隙。

操作:有揉膻中、分推膻中、推膻中之分。患儿仰卧,术者以中指指端揉该穴 50~100 次,称揉膻中;术者以两拇指指端自穴中向两侧分推至乳头 50~100 次,称为分推膻中;用食指、中指自胸骨切迹向下推至剑突 50~100 次,名推膻中。(见图 3-15)

主治:胸闷、吐逆、平喘。

3. 胁肋。

位置：从腋下两胁到天枢处。

操作：患儿正坐，术者两手掌自儿两胁、腋下搓摩至天枢处，称搓摩胁肋。搓摩 50~100 次。（见图 3-27）

主治：胸闷、胁痛、痰喘气急、疳积、肝脾肿大等。

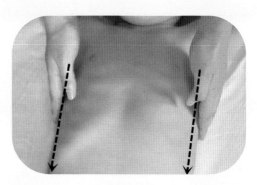

图 3-27

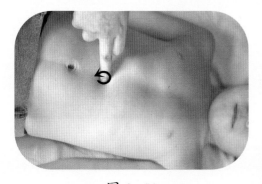

图 3-28

4. 中脘。

位置：前正中线，脐上 4 寸处。

操作：有揉、摩、推中脘之分。患儿仰卧，术者用指端或掌根揉中脘 100~300 次，称揉中脘；术者用掌心或四指摩中脘 5 分钟，称摩中脘；术者用食指或中指指端自中脘，向上直推至喉，再向下推至中脘 100~300 次，称推中脘，又称推胃脘。（见图 3-28）

主治：腹胀、食积、呕吐、泄泻。

临床应用：腹胀、食积、食欲不振、呕吐、泄泻，可与推脾经、按揉足三里等合用；胃气上逆之嗳气、呕恶，可与推板门、推天柱等穴合用。

5. 腹。

位置:腹部。

操作: 有摩腹与分推腹阴阳之分。患儿仰卧,术者用两手指端沿肋弓角边缘或自中脘至脐,向两旁分推 100~200 次,称分推腹阴阳;术者用掌面或四指摩腹 5 分钟,称摩腹（逆时针摩为补，顺时针摩为泻,往返摩之为平补平泻）。

主治:腹痛、腹胀、腹泻、消化不良、便秘、厌食。（见图 3-29）

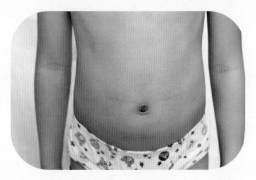

图 3-29

临床应用:对于消化道疾病,可与揉中脘、推脾经等合用;常与捏脊法、按揉足三里合用(主要用于小儿保健推拿);与揉脐、揉龟尾、推上七节骨合用,是医治小儿腹泻有效的组合穴位。

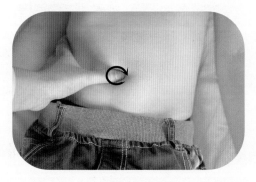

图 3-30

6. 脐。

位置: 脐中。

操作: 有揉脐与摩脐之分。患儿仰卧，术者用中指端或掌根揉肚脐 100~300 次； 用拇指和食指、中指抓住肚脐抖揉 100~300 次,均称为揉脐。术者用掌或指摩肚脐,称摩脐。（见图 3-30）

主治:腹胀、腹痛、腹泻、食积、吐泻、痢疾、便秘。

临床应用:腹泻、便秘可与摩腹、揉龟尾、推七节骨等合用;疳积可与捏脊、揉中脘、揉足三里等合用。

7. 天枢。

位置：脐旁 2 寸。

操作：患儿仰卧位，术者用食指、中指指端揉两侧天枢穴50~100 次，称揉天枢。（见图3-31）

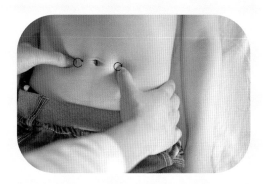

图 3-31

主治：用于治疗急性、慢性胃肠炎及消化功能紊乱引起的腹泻、呕吐、食积腹胀、大便秘结等。

临床应用：急性、慢性胃肠炎及消化功能紊乱，可与揉脐、推脾经、按揉足三里等合用。

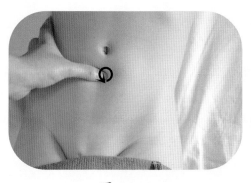

图 3-32

8. 丹田。

位置：小腹部，脐下 2 寸与 3寸之间。

操作：有摩丹田与揉丹田之分。患儿仰卧，以掌摩丹田穴 2~3分钟，称摩丹田；用拇指或中指指端揉丹田 100~300 次，称揉丹田。（见图 3-32）

主治：腹痛、腹泻、脱肛、遗尿、疝气、尿潴留。

临床应用：揉、摩丹田能培肾固本、温补下元、分清别浊，多用于小儿先天不足，寒凝少腹之腹痛、脱肛、疝气、遗尿等症，常与补脾经、推三关、揉外劳宫等合用。揉丹田对尿潴留有一定效果，临床上常与推箕门、清小肠等合用。

（三）腰背部

1. 肩井。

位置：大椎与肩峰连线之中点。

操作：以双手拇指与食指、中指相对着力，稍用力作一紧一松交替提拿该处筋肉 3~5 次，称为拿肩井。（见图 3-33）

主治：感冒、惊厥、上肢抬举不利。

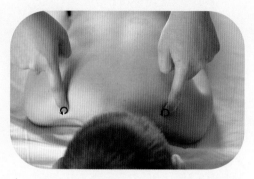

图 3-33

2. 大椎。

位置：当第 7 颈椎棘突与第 1 胸椎棘突之间凹陷处。

操作：有按大椎、揉大椎、捏挤大椎、拧大椎、刮大椎之分。用拇指或中指指端按压大椎 30~50 次称按大椎；用拇指、中指指端或罗纹面，或掌根着力，揉动大椎 30~50 次，称揉大椎；用双手拇指与食指对称着力，用力将大椎穴周围的皮肤捏起，进行挤捏，至局部皮肤出现紫红色瘀斑为度，称捏挤大椎；用屈曲的食指、中指蘸水，在大椎穴上提挤其肌肤，至局部皮肤出现紫红色瘀斑为度，称拧大椎；用汤匙或钱币之光滑边缘蘸水或油，在大椎穴上下刮之，至局部皮肤出现紫红色瘀斑为度，称刮大椎。（见图 3-18）

主治：发热、项强。

3.肺俞。

位置：肺俞在第 3 胸椎棘突下旁开 1.5 寸处。

操作：有揉肺俞、推肺俞（分推肩胛骨）之分，以两手拇指或一手之食指、中指的指端，或罗纹面着力，同时从两侧肩胛骨内上缘，自上而下推动 100~300 次，称

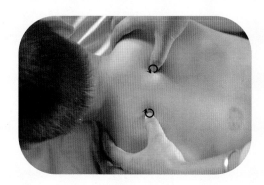

图 3-34

推肺俞或称分推肩胛骨；以食指、中指、无名指三指指面着力，擦肺俞部至局部发热，称擦肺俞。（见图 3-34）

主治：发热、咳喘、痰鸣。

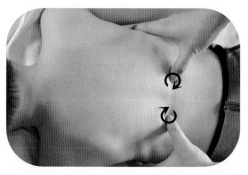

图 3-35

4.脾俞。

位置：在第 11 胸椎棘突下旁开 1.5 寸处。

操作：以拇指罗纹面着力，在一侧或两侧脾俞穴上揉动 50~100 次，称揉脾俞。（见图 3-35）

主治：腹泻、消化不良、食欲不振、疳积、四肢乏力等。

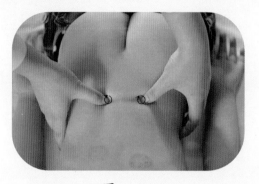

图 3-36

5. 肾俞。

位置:在第 2 腰椎棘突下旁开 1.5 寸处。

操作:以拇指罗纹面着力,在肾俞穴上揉动 50~100 次,称揉肾俞。(见图 3-36)

主治:哮喘、腹泻、便秘、小腹痛、遗尿、下肢痿软乏力。

6. 七节骨。

位置:在第 4 腰椎至尾椎骨端成一直线。

操作:有推上七节骨、推下七节骨之分。以拇指罗纹面桡侧或食指、中指罗纹面着力,自下向上作直推法 100~300 次,称推上七节骨;若自上向下作直推法 100~300 次,称推下七节骨。(见图 3-37、图 3-38)

主治:泄泻、便秘、痢疾、脱肛。

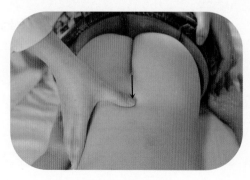

图 3-37

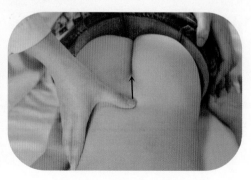

图 3-38

7. 龟尾。

位置：龟尾又名长强，在尾椎骨端。

操作：以拇指或中指指端着力，在龟尾穴上揉动 100~300 次，称揉龟尾。（见图 3-39）

主治：泄泻、便秘、脱肛、遗尿。

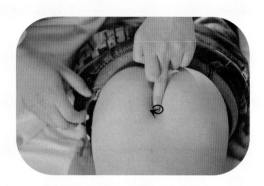

图 3-39

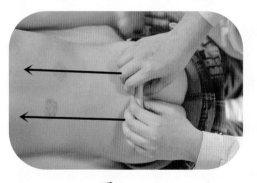

图 3-40

8. 脊柱。

位置：在后正中线上，自第 1 胸椎（大椎穴）至尾椎端（龟尾穴）成一直线。

操作：有推脊、捏脊、按脊之分。以食指、中指罗纹面着力，自上而下在脊柱穴上作直推法 100~300 次，称推脊；以拇指与食指、中指呈对称着力，自龟尾开始，双手一紧一松交替向上，挤捏推进至大椎穴处，反复操作 3~7 遍，称捏脊；以拇指罗纹面着力，自大椎穴向下依次按揉脊柱至龟尾穴 3~5 遍，称按脊。（见图 3-40）

临床应用：捏脊是小儿保健常用手法之一。重推脊清热，轻推脊安神。

（四）下肢部穴位

1. 足三里。

位置：在外膝眼下 3 寸，距胫骨前嵴约一横指处。

操作：以拇指端或罗纹面着力，稍用力按揉 20~100 次，称按揉足三里。（见图 3-41）

主治：多用于消化系统疾病，与摩腹、捏脊配合作为小儿常用保健手法。

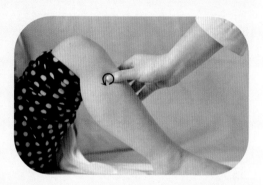

图 3-41

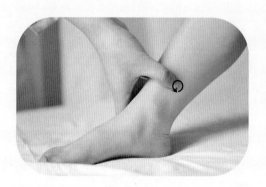

图 3-42

2. 三阴交。

位置：三阴交在内踝高点直上 3 寸，当胫骨内侧面后缘处。

操作：以拇指或食指、中指的罗纹面着力，稍用力按揉 20~50 次，称按揉三阴交。（见图 3-42）

主治：遗尿、惊风。

3. 丰隆。

位置：丰隆在外踝尖上 8 寸（当外膝眼与外踝尖连线之中点），胫骨前缘外侧（距胫骨前嵴约二横指，即 1.5 寸），胫腓骨之间。

操作：以拇指或中指端着力，稍用力在丰隆穴上揉动 50~100 次，称揉丰隆。（见图 3-43）

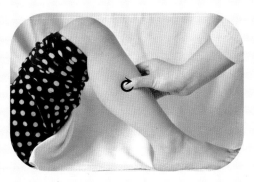

图 3-43

主治：咳嗽、痰鸣、气喘。

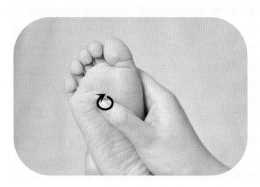

图 3-44

4. 涌泉。

位置：在足掌心前三分之一与后三分之二交界处的凹陷中。

操作：有推涌泉、揉涌泉和掐涌泉之分。以拇指罗纹面着力，向足趾方向作直推法，或旋推法 100~400 次，称推涌泉；以拇指罗纹面着力，稍用力在涌泉穴上揉 30~50 次，称揉涌泉（见图 3-44）；以拇指爪甲着力，稍用力在涌泉穴上掐 3~5 次，称掐涌泉。

主治：发热、呕吐。

（五）上肢部穴位

1. 脾经。

位置：拇指桡侧，赤白肉际处由指尖到指根。

操作：拇指伸直，由指根向指尖方向直推为清，称清脾经（见图3-45）；由指尖向指根方向直推为补，称为补脾经（见图3-46）；指根至指尖来回推为清补脾（见图3-47）。

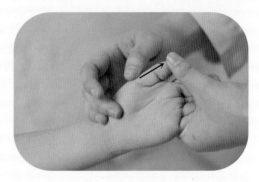

图3-45

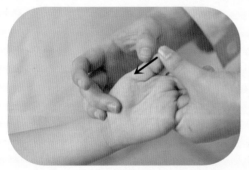

图3-46

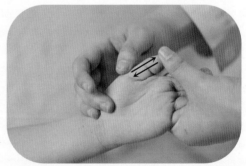

图3-47

主治：腹泻、便秘、食欲不振、消化不良等。

临床应用：补脾经多用于脾胃虚弱引起的食欲不振、消化不良、厌食、腹泻、咳嗽等；清脾经多用于偏于实性的便秘、食积、腹痛、腹胀、厌食等；清补脾双向调理，对脾的运化功能具有双向调理作用，适合虚实夹杂之症。

2. 肝经。

位置：食指指面，由指根至指端。

操作：自食指指根向指尖方向直推，称为清肝经。（见图3-48）

主治：惊风、目赤、烦躁不安、口苦咽干、五心烦热、头晕头痛、耳鸣等。

临床应用：平肝清肺配合治疗肺系疾病。

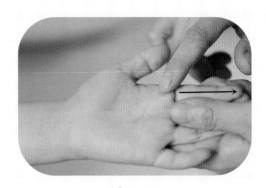

图 3-48

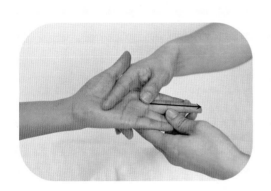

图 3-49

3. 心经。

位置：中指指面，由指根至指端。

操作：自中指指根向指尖方向直推，称为清心经。（见图3-49）

主治：身热无汗、高热神昏、烦躁、口舌生疮。

4. 肺经。

位置：无名指面，由指根至指端。

操作：自无名指指根向指尖方向直推，称为清肺经。（见图3-50）

主治：感冒、咳嗽、痰喘、胸闷、痰鸣。

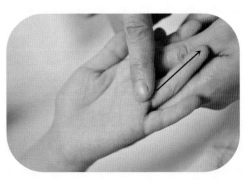

图 3-50

5. 肾经。

位置:小指指面,由指根至指端。

操作：自小指指尖向指根方向直推，称为补肾经（见图3-51）。自指根向指尖方向直推，称为清肾经。

主治:虚损久咳、遗尿、尿多、小便黄短。

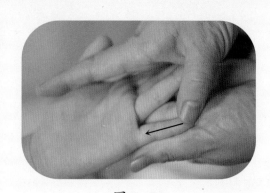

图 3-51

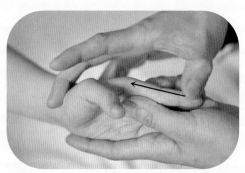

图 3-52

主治:便秘、泄泻、脱肛。

6. 大肠。

位置: 食指桡侧缘，自食指尖到虎口成一直线。

操作：补大肠：由患儿食指尖，直推向虎口，称补大肠（见图3-52）。清大肠:以拇指指端由患儿虎口，推向食指尖，称清大肠（见图3-53）。指尖至虎口来回推,称清补大肠(见图3-54)。

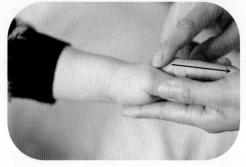

图 3-53

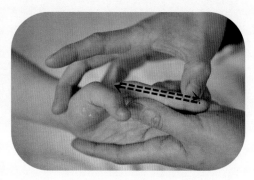

图 3-54

7. 小肠。

位置：小指尺侧边缘，自指尖到指根成一直线。

操作：清小肠：由指根推向指尖。（见图3-55）

主治：尿闭、心经有热、口舌生疮、伸舌弄舌。

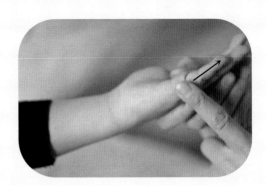

图 3-55

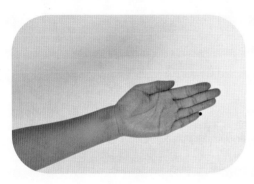

图 3-56

8. 肾顶。

位置：小指顶端。

操作：术者用一手持患儿小指，另一手中指或拇指指端按揉或掐患儿小指顶端，称揉或掐肾顶。（见图3-56）

主治：自汗、盗汗。

9. 胃经。

位置：大鱼际外侧赤白肉际处，腕横纹至拇指根。

操作：清胃经：由患儿腕横纹推向拇指根。（见图3-57）

主治：呕吐、呃逆、食欲不振等。

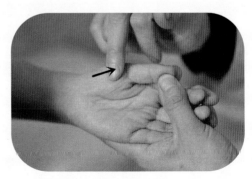

图 3-57

10. 板门。

位置: 手掌大鱼际平面。

操作:有揉板门、板门推向横
纹或横纹推向板门之分。术者以
一手固定,另一手拇指端揉患儿
大鱼际平面,称揉板门或运板门;
用推法自指根推向腕横纹,称板
门推向横纹;反向推,称横纹推向
板门。(见图 3-58、图 3-59、图
3-60)

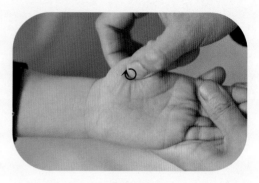

图 3-58

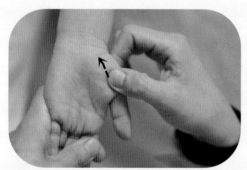

图 3-59

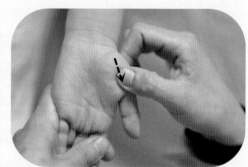

图 3-60

主治:食积腹胀、呕吐、泄泻。

临床应用:揉板门有健脾和胃功能;板门推向横纹有健脾止泻功能;
横纹推向板门有降逆止呕功能。

11. 大横纹。

位置：仰掌，掌后横纹。

操作：由总筋向两旁分推，推 30~50 次，称分推大横纹（见图 3-61），亦称分阴阳；自两侧向总筋合推，推 30~50 次，称合阴阳（见图 3-62）。

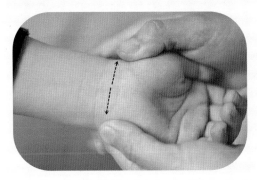
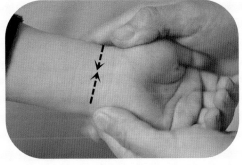

图 3-61   图 3-62

主治：寒热往来、腹泻、腹胀、痢疾、呕吐、食积、烦躁不安等。

12. 小横纹。

位置：掌面食指、中指、无名指、小指掌关节横纹处。

操作：有掐小横纹和推小横纹之分。术者一手将患儿四指固定，另一手拇指指甲由患儿食指依次掐到小指，掐 3~5 次，称掐小横纹；用另一手拇指桡侧推 100~500 次，称推小横纹。（见图 3-63）

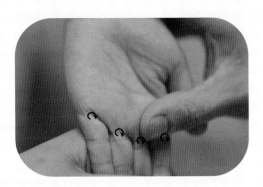

图 3-63

主治：发热、烦躁、口疮、咳嗽、腹胀。推小横纹常用于治疗肺部干性啰音。

13. 四横纹。

位置：掌面食指、中指、无名指、小指第一指间关节横纹处。

操作：有掐四横纹与推四横纹之分。术者一手持患儿四指尖固定，另一手拇指指甲自食指到小指依次掐揉，掐 3~5 次，称掐四横纹（见图 3-64）；一手将患儿四指并拢，用另一手大指罗纹面

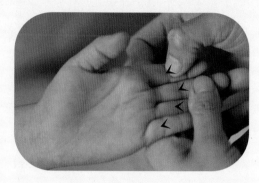

图 3-64

从患儿食指横纹处推向小指横纹处，推 100~300 次，称推四横纹。

主治：疳积、营养不良、腹胀、气血不和、腹痛。

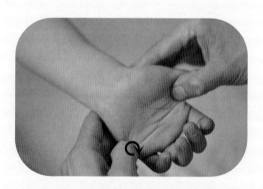

图 3-65

14. 掌小横纹。

位置：掌面小指根下，尺侧掌纹头。

操作：术者一手持患儿手，另一手中指或拇指指端按揉患儿小指根下尺侧掌纹头，揉 100~500 次，称揉掌小横纹。（见图 3-65）

主治：痰热咳喘、口舌生疮、顿咳流涎等。推小横纹常用于治疗肺部湿性啰音。

15. 内劳宫。

位置：掌心中，屈指时中指端与无名指端之间中点。

操作：有揉内劳宫与运内劳宫之分。术者一手持患儿手以固定，另一手以拇指指端或中指指端揉 100~300 次，称揉内劳宫（见图 3-66）；用拇指指腹自小指根掐运，到掌小横纹、小天心至内劳宫止，运 10~30 次，称运内劳宫（水底捞明月）。（见图 3-67）

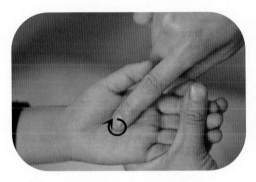
图 3-66

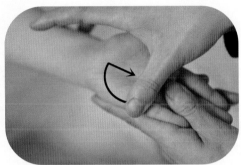
图 3-67

主治：口舌生疮、发热烦躁。揉内劳宫能清热除烦；运内劳宫能清心肾两经虚热。

16. 外劳宫。

位置：掌背中，与内劳宫相对处。

操作：术者一手持患儿四指令掌背向上，另一手中指指端揉外劳宫穴处，揉 100~300 次，称揉外劳宫。（见图 3-68）

主治：腹痛、消化不良、脱肛、遗尿、疝气等。

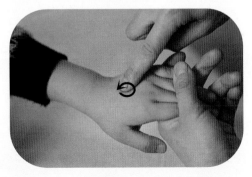
图 3-68

17. 内八卦。

位置：手掌面，以掌心为圆心、以圆心到中指根横纹的三分之二处为半径所做的圆周。

操作：运八卦有顺运、逆运之分。术者一手持患儿四指以固定，掌心向上，拇指按定离卦，另一手食指、中指夹持患儿拇指，拇指自乾卦起，经坎卦，运到兑卦，运 100~500 次，称顺运内八卦（见图 3-69）；若从兑卦起，经坤卦，运到乾卦，运 100~500 次，称逆运内八卦（见图 3-70）（运到离宫时，应从拇指上运过，否则恐动心火）。

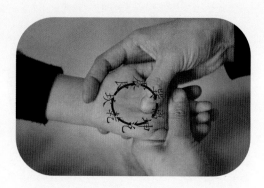

图 3-69

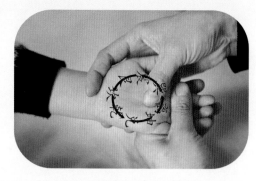

图 3-70

主治：腹泻腹胀、咳嗽痰喘、食欲不振、食积、呕吐。

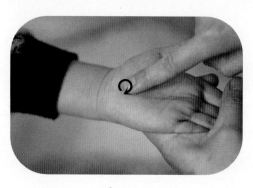

图 3-71

18. 小天心。

位置：大小鱼际交接处凹陷中。

操作：有揉、掐、捣小天心之分。术者一手持患儿四指以固定，掌心向上，另一手中指指端揉 100~500 次，称揉小天心（见图 3-71）；以拇指甲掐 3~5 次，称掐小天心；用中指尖或屈曲的指间关节捣 10~30 次，称捣小天心。

主治：惊风、夜啼。

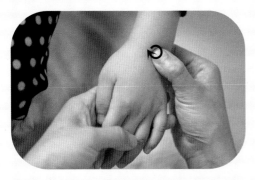

图 3-72

19. 一窝风。

位置:手背腕横纹正中凹陷处。

操作:术者一手持患儿手掌,使掌背向上,用另一手中指或拇指揉之,揉 100~300 次,称揉一窝风。(见图 3-72)

主治:伤风感冒、腹痛,肠鸣。

20. 三关。

位置:前臂桡侧缘,自腕横纹至肘横纹成一直线。

操作:术者一手持患儿手,另一手以拇指桡侧面或食指、中指指腹自腕横纹推向肘,推 100~500 次,称推三关。(见图 3-73)

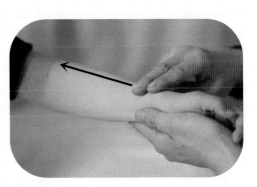

图 3-73

主治:气血虚弱、病后体弱、阳虚肢冷、腹痛、腹泻、疹出不透及感冒风寒等一切虚寒病证。

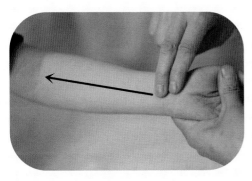

图 3-74

21. 天河水。

位置:前臂正中,自腕横纹至肘横纹成一直线。

操作:术者一手持患儿手,另一手食指、中指指腹自腕横纹推向肘横纹 100~500 次,称清天河水。(见图 3-74)

主治:外感发热、潮热、口舌生疮等。

22. 六腑。

位置：前臂尺侧，自腕横纹至肘横纹成一直线。

操作：术者一手持患儿腕部以固定，另一手食指、中指指面自肘横纹向腕横纹推 100~500 次，称退六腑或推六腑。（见图 3-75）

主治：高热、烦渴、惊风、咽痛、大便秘结等。

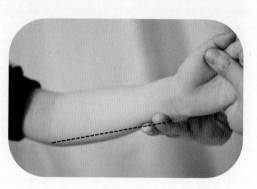

图 3-75

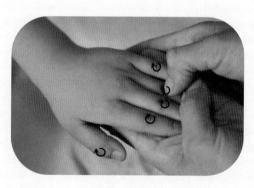

图 3-76

23. 五指节。

位置：掌背五指第一指间关节。

操作：有掐五指节和揉五指节之分。术者手握患儿手，使掌面向下，另一手拇指指甲由小指或从拇指依次掐之，称掐揉五指节；以拇指、食指揉之，揉 30~50 次，称揉五指节。（见图 3-76）

主治：惊风、吐涎、指间关节屈伸不利。

24. 二扇门。

位置:中指根两侧凹陷。

操作:掐或揉二扇门。(见图 3-77)

次数:掐 5 次,揉 200 次。

主治:惊风抽搐、身热无汗。掐揉二扇门能发汗透表、退热平喘,是发汗效穴。按揉 1~2 分钟即可见汗出。

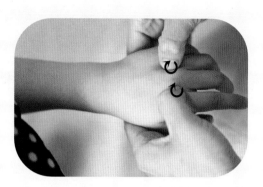

图 3-77

25. 二马。

位置:手背,无名指与小指掌指关节后的凹陷中。

操作:用食指面放在掌面、与穴位相对处,用拇指指端揉本穴,称揉二马。(见图 3-78)揉 100~300 次。

临床应用:本法为滋阴补肾的要穴。

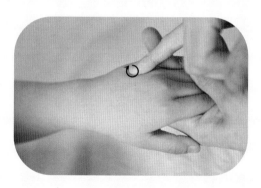

图 3-78

第五节　小儿日常保健推拿

一、预防感冒保健推拿法（之一）

1. 开天门 64 次。（见图 3-13）

2. 推坎宫 64 次。（见图 3-16）

3. 揉太阳 64 次。（见图 3-19）

4. 揉迎香 64 次。（见图 3-22）

5. 揉合谷 16 次。（见图 3-79）

6. 擦胸 64 次，先用右手在胸部左右往返摩擦，再用左手在胸部左右往返摩擦。

7. 擦背 64 次。先用右手在背部左右往返摩擦，再用左手在背部左右往返摩擦。

8. 拿风池 16 次。（见图 3-21）

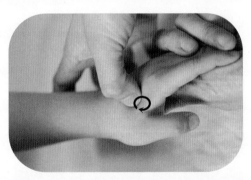

图 3-79

二、预防感冒保健推拿法（之二）

1. 搓掌（以双手掌对搓擦热为度），趁掌热擦面（以面颊发热为度）。

2. 用两手食指在鼻两侧做快速上下推擦，用力不宜过重，以局部产生的热感向鼻腔内传导为度。

3. 指揉迎香穴(鼻翼旁 0.5 寸)1 分钟。(见图 3-22)

4. 搓揉耳垂。

5. 全掌横擦肩背部,以透热为度。

6. 按揉合谷穴(见图 3-79)(手背,第 1、2 掌骨之间,约平第 2 掌骨中点处)1 分钟,按揉曲池穴(见图 3-80)(屈肘成直角,肘弯横纹尽头处)1 分钟。

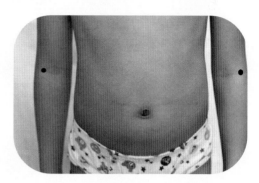

图 3-80

三、健脾和胃保健推拿法

1. 揉板门 3 分钟。(见图 3-58)

2. 揉中脘 1 分钟。(见图 3-28)

3. 摩腹,先顺时针,后逆时针,各 1 分钟左右。(见图 3-81、图 3-82)

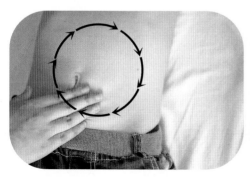

图 3-81

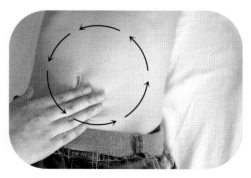

图 3-82

4. 分腹阴阳 200 次。（见图 3-83）

5. 按揉脾俞 1 分钟。（见图 3-35）

6. 按揉胃俞 1 分钟。（见图 3-84）

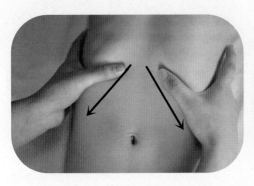

图 3-83   图 3-84

7. 捏脊 3~5 遍。（见图 3-40）

8. 按揉足三里，左右穴各半分钟。（见图 3-41）

四、小儿保健推拿法

1. 分推头阴阳 2 分钟。

2. 分推腹阴阳 2 分钟。（见图 3-83）

3. 用拇指来回轻推脊 2 分钟。（见图 3-85）

4. 按顺时针方向绕脐揉腹 2 分钟。（见图 3-81）

5. 运内八卦 2 分钟。（见图 3-69）

6. 补脾经、肾经 2 分钟。（见图 3-46、见图 3-51）

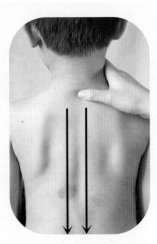

图 3-85

7. 轻轻按压足三里 2 分钟。（见图 3-41）

在吃奶后 1 小时或者安静状态下进行,每天两次,每次 15 分钟。室温 28℃为宜。

五、促进生长发育推拿法（针对1~3 岁的儿童）

1. 运太阳、推坎宫、按揉百会穴。（见图 3-19、图 3-16、图 3-17）

2. 揉二马。（见图 3-78）

3. 按揉肝俞、点揉脾俞、点揉肾俞。（见图 3-86、图 3-35、图 3-36）

4. 捏脊。（见图 3-40）

5. 点揉肩井。（见图 3-33）

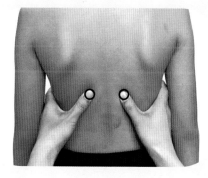

图 3-86

六、补肾益智推拿法
（针对 6~12 岁注意力不集中的儿童）

1. 摩囟门 1 分钟。（见图 3-25）

2. 揉内劳宫 64 次。（见图 3-66）

3. 揉中脘 64 次。（见图 3-28）

4. 揉丹田 64 次。（见图 3-32）

5. 捏脊 3~5 遍。（见图 3-40）

6. 按揉心腧 64 次：第 5 背部胸椎脊突下，旁开 1.5 寸。用双手手掌放在心腧穴上作环形揉动，至局部发热。（见图 3-87）

7. 按揉肾腧 64 次。（见图 3-36）

8. 揉脊。用手掌从胸椎开始轻轻揉动，并逐渐向下，一直到尾椎。（见图 3-85）

9. 擦八髎 64 次。八髎位于腰骶部，分为上、次、中、下四髎，用掌根或小鱼际擦至局部发热。（见图 3-88）

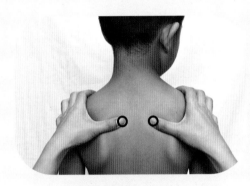 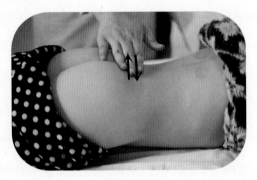

图 3-87　　　　　　　　　　　　　　　图 3-88

10. 按揉三阴交，左右穴各 64 次。（见图 3-42）

11. 按压足三里，左右穴各 30 次。（见图 3-41）

12. 推擦涌泉，左右穴各 64 次。（见图 3-44）

七、假性近视推拿法

1. 患者仰卧位，术者坐于床头，用两手拇指面沿小儿两眼眶做轻快柔和的"∞"形按揉五六遍。

2. 术者以患儿睛明穴（见图 3-89）为起点，用两手拇指面向上按揉攒竹(见图 3-90)、印堂(见图 3-91)、鱼腰(见图 3-92)、阳白(见图 3-93)、丝竹空(见图 3-94)、太阳(见图 3-19)、百会(见图 3-17),向下按揉承泣(见图 3-95)、四白(见图 3-96)等穴,每穴 2 分钟。

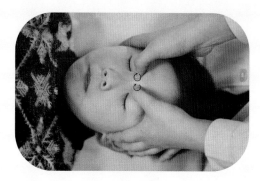

图 3-89

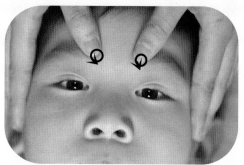

图 3-90

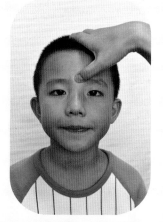

图 3-91

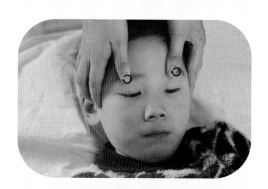

图 3-92

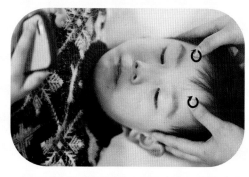

图 3-93

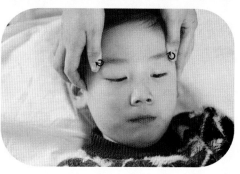

图 3-94

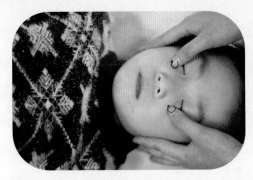 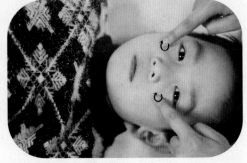

图 3-95　　　　　　　　　　　　　图 3-96

3. 术者用两手拇指分抹上下眼眶,由内向外反复分抹 3 分钟左右。

4. 术者用拇指、食指提拿患儿两侧耳垂,用食指、中指夹住患儿两耳,摩擦耳部 3 分钟。

5. 术者用拇指或中指勾揉风池(见图 3-21),以有酸胀感向眼部传导为宜。

6. 术者用拇指面按揉合谷(见图 3-79)、养老(见图 3-97),前臂背面尺侧,当尺骨小头近端桡侧凹陷中、光明(见图 3-98),小腿外侧,当外踝尖上 5 寸,腓骨前缘各 1~2 分钟。

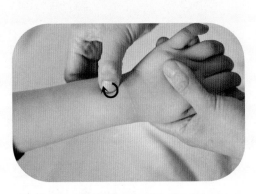

图 3-97

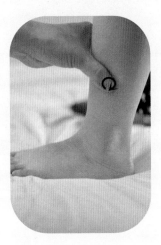

图 3-98

八、增高推拿法

1. 按压涌泉穴 3 分钟。(见图 3-44)

2. 按揉或灸命门穴 3 分钟。(见图 3-99，命门穴位置在腰部的后正中线上，第二腰椎棘突下凹陷处)

3. 捏脊 5 遍。(见图 3-40)

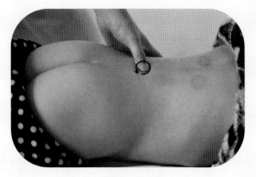

图 3-99

第六节　小儿常见病推拿方法

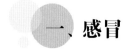

一、感冒

感冒俗称伤风，是小儿最常见的疾病。本病一年四季均可发生，但在气候变化多端、冷热交替的秋冬之交和冬春之交发病率最高。外感风寒是感冒的主要原因。

根据临床表现，小儿感冒分为风寒感冒和风热感冒两型。风寒感冒：头痛身热、恶寒无汗、鼻塞、喷嚏、舌苔薄白。风热感冒：高热、微恶寒、汗少、喷嚏、鼻塞、流黄涕、头痛、面赤、咽红、咳嗽痰黄、苔薄白或黄白相兼。

（一）推拿

1. 主要穴位及推拿手法：开天门、推坎宫、揉太阳、小天心、一窝风、清肝经、清肺经。风寒者加推三关、掐揉二扇门、拿风池；风热者加推脊。

2. 若兼咳嗽，痰鸣气喘者加推揉膻中、揉肺俞、揉丰隆、运内八卦；兼见脘腹胀满、不思乳食、嗳酸、呕吐者加揉中脘、推揉板门、分推腹阴阳、推天柱；兼见烦躁不安、睡卧不宁者加掐揉小天心、掐揉五指节。

（二）食疗

1. 紫苏粥。

原料：紫苏叶 6g、粳米 50g、红糖适量。

做法：（1）粳米用清水淘洗干净。

（2）锅内加水，烧开，加入粳米煮粥，待粥熟时，再加入紫苏叶汁和红糖，搅匀即成。

说明：紫苏叶辛温，有散寒解表、行气宽中的功效。紫苏叶与粳米同煮，有和胃、散寒作用，对偶感风寒易患感冒者有效。

2. 豆腐葱花汤。

原料：鲜豆腐两块，葱 2~4 根，油、姜片、酱油、香油、味精各少许。

做法：豆腐切成小块或条，在清水中浸泡半小时，放入油锅中煎炸。捞出后放入锅中，加入适量清水，同时放进姜片、酱油，煮 20 分钟。将葱切碎，拌入豆腐汤内，烧开后，淋入香油，撒上味精即成。

说明：豆腐味甘微寒，能补脾益胃、清热润燥、利小便、解热毒；葱辛温，有发汗、解毒作用。此汤有散寒清热的功效。用于小儿外感风寒，内有胃热的咽痛、声哑等症。

3. 银花薄荷饮。

原料：银花 30g、薄荷 10g、鲜芦根 60g。

做法：（1）先将银花、芦根加水 500ml，煮 15 分钟，

（2）后下薄荷煮沸 3 分钟，滤出后加适量白糖温服。

说明：本饮品解热作用较强，适用于风热感冒之发热、咽干、口渴突出者。

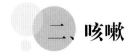

二、咳嗽

咳嗽是小儿疾病常见的一个症状，一年四季皆可发病，而冬、春季节尤为多见。咳嗽通常由肺气逆行引起，分为外感和内伤两类。

（一）推拿

1. 外感咳嗽：

（1）风寒咳嗽：初起咳嗽无痰或少痰，鼻塞，流清涕，头身疼痛，恶寒不发热或有微热，无汗，苔薄白。

常用穴位及推拿手法：开天门、推坎宫、揉太阳、清肝经、清肺经、揉一窝蜂、清胃经、运内八卦、推揉膻中、分推肩胛骨、搓热肺俞。

（2）风热咳嗽：咳嗽，痰黄稠，咯痰不爽，发热恶风，汗出，口渴唇燥，流黄涕，咽燥干痛或痒，便秘，小便黄，舌红苔黄。

常用穴位及推拿手法：开天门、推坎宫、揉太阳、清肝经、清肺经、清胃经、运内八卦、清大肠、清天河水、推揉膻中、揉肺俞、分推肩胛骨。

2. 内伤咳嗽：

（1）气虚咳嗽：咳声不扬，痰稀色白，便溏，面色㿠白，易出汗，神疲乏力，畏寒肢冷，食欲不振，动则气急，舌淡红，苔薄白。

常用穴位及推拿手法：补脾经、补肾经、揉二马、清肝经、清肺经、运内八卦、推三关、揉丹田、推揉膻中、捏脊、揉肺俞。

（2）阴虚咳嗽：干咳无痰或少痰，咽喉干痛，大便干燥，甚则口苦，低热或不发热，舌红无苔。

常用穴位及推拿手法：补脾经、补肾经、揉二马、运内八卦、清天河水、推揉膻中、揉中脘、揉肺俞、揉脾俞、揉肾俞、按揉足三里、揉涌泉。

（3）痰多喘咳：有干性罗音加推小横纹；湿性罗音加揉掌小横纹，咳嗽痰多加揉丰隆穴。

(二)食疗

1. 萝卜蜂蜜饮。

原料: 白萝卜 1~3 片、生姜 3 小片、大枣 3 枚、蜂蜜 30g。

做法: 将萝卜片、生姜片、大枣加水适量煎沸约 30 分钟,去渣,加蜂蜜,再煮沸即成。

说明: 萝卜味辛、甘,性凉,有清热生津、凉血止血、化痰止咳等作用,还有较强的杀菌功效;生姜是散风寒、止呕下气的常用药;大枣多作和胃养血使用;蜂蜜润燥止咳。此饮品可起到散寒宣肺、祛风止咳的作用,用于风寒感冒之咳嗽效果最佳。

2. 雪梨百合冰糖饮。

原料: 雪梨 1 个、百合 15g、冰糖适量。

做法: 将雪梨洗净,切块,百合洗净,加入冰糖一同用水煮,煮沸 1 小时后即可。

说明: 雪梨、鸭梨,生食能清火,蒸熟能滋阴。最适宜热病、肺热痰多、小儿风热、喉痛失音、大便秘结等症。

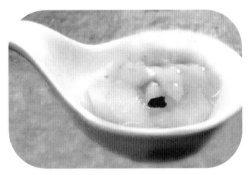

图 3-100

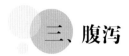

三、腹泻

小儿腹泻又称消化不良，是脾胃功能失调而致的一种消化道疾病。本病一年四季均有发生，而以夏、秋季节较为多见。临床以大便次数增多，便质稀薄或呈水样，或兼有未消化的乳食残渣及黏液为特征。

（一）推拿

1. 寒湿泻：大便稀薄多沫，色淡，无臭味或臭味较轻，腹痛肠鸣，或伴有发热，鼻塞，流涕，轻度咳嗽，厌食，口不渴，苔白腻，面色淡白。

常用穴位及推拿手法：补脾经、推三关、补大肠、揉外劳、揉脐、上推七节骨、揉龟尾、按揉足三里。

2. 湿热泻：伤乳食泻，大便量多，酸臭如败卵，含有未消化残渣，腹胀满，泻前哭闹不安，似有腹痛，泻后痛减。常伴有恶心呕吐，苔厚腻。

常用穴位及推拿手法：清胃经、清大肠、清小肠、退六腑、揉天枢、揉龟尾。

湿热泻也可表现为：腹痛即泻，急迫暴注，黄褐热臭，身有微热，口渴，尿少色黄，苔黄腻。

常用穴位及推拿手法：清胃经、补脾经、清大肠、揉板门、运内八卦、揉中脘、摩腹、揉天枢、揉龟尾。

3. 脾虚泻：久泻不愈，时作时止，大便稀薄，夹有乳块或食物残渣，或每于食后即泻，日泻数次至十余次；食欲不振，精神疲困，面黄，舌淡，苔薄腻。

常用穴位及推拿手法：补脾经、补大肠、推三关、摩腹、揉脐、上推七节骨、揉龟尾、捏脊。

（二）食疗

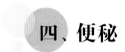

原料：莲子 50g（去芯）、锅巴适量、白糖少许。

做法：锅内加水，下入莲子，锅巴同煮至稀粥状，加适量白糖调味即可食用。锅巴要焦黄，不可焦黑，否则不好吃。

说明：莲子性平，味甘、涩，入心、脾、肾经，有补脾止泻、益肾、养心安神的作用；锅巴有健脾消食、收敛止泻的作用，可用于脾虚或消化不良腹泻。

四、便秘

凡大便秘结不通，或排便时间过长，或有便意而排出困难者，皆称为便秘。本病的发生，多由于大肠传导功能失常，粪便在肠腔内停留过久，内含水分过量吸收，使粪便过于干燥坚硬所致。根据病因及症状，可分实秘和虚秘两类。

（一）推拿

1. 实秘：大便干结，嗳气泛酸，烦热口臭，纳食减少，易怒眼红，腹部胀满，口干唇赤，小便黄少，苔多厚腻或黄燥。

常用穴位及推拿手法：清胃经、清大肠、运内八卦、退六腑、搓摩胁肋、摩腹、揉天枢、推下七节骨、按揉足三里。

2. 虚秘：大便微干或不硬，但便出不畅，努挣难下，形瘦乏力，神疲气怯，面色㿠白，唇淡，爪甲无华，舌质淡，苔薄白。

常用穴位及推拿手法：补脾经、清大肠、揉二马、推三关、捏脊、按揉足三里、揉脐、揉肾俞。

（二）食疗

蜂蜜土豆汁。

原料:土豆两个、蜂蜜适量。

做法:(1)把土豆去皮洗净,切碎备用。

(2)用榨汁机将土豆榨成土豆汁。

(3)将榨好的土豆汁放入锅里,用小火煮,当土豆汁变得黏稠时,加入适量蜂蜜,搅拌均匀即可。

说明:土豆能健脾和胃、通利大便,适宜于脾胃虚弱、便秘的小儿食用。每天 1 次,每次两勺,空腹食用。

五、呕吐

呕吐是小儿临床上常见的一个症状,可独立存在,但往往伴发于多种疾病之中。呕吐是由于胃失和降,气逆于上所致。此外,由于哺乳方法不当或吸奶时吞入少量空气所产生的吐乳,称为溢乳,不属病态。

（一）推拿

1. **胃寒呕吐:**呕吐时作时止,时轻时重。吐物不化,或为清稀黏液,无酸腐气味。进食稍多也易呕吐。形寒肢冷,肠鸣腹痛,大便溏薄,或完谷不化,小便清长,精神萎靡,面色少华,舌质淡,苔薄白。

常用穴位及推拿手法:清胃经、清板门、逆运八卦、补脾经、揉外劳宫、推三关、推天柱骨、下推中脘。

2. **胃热呕吐:**食入即吐,吐物恶臭或为黄水,口渴,唇干,身热面赤,烦躁不安,胃脘疼痛或胀闷不适,或伴两胁胀满,大便稀臭或便结不通,小便黄少,舌质红,苔黄。

常用穴位及推拿手法:清胃经、清板门、清大肠、退六腑、运内八卦、推天柱骨、推下七节骨。

3.伤乳食吐:呕吐频繁,吐物酸臭,伴有未消化之乳片或食物残渣,嗳腐厌食,矢气恶臭,脘腹痞闷胀满或疼痛不适,吐后则舒,大便秘结或泻下酸臭不化,泻后痛减,苔厚腻或黄腻。

常用穴位及推拿手法:清胃经、揉板门、运内八卦、补脾经、清大肠经、揉中脘、分推腹阴阳、按揉足三里。

(二)食疗

1. 萝卜蜂蜜浆。

原料:鲜白萝卜500g、蜂蜜150g。

做法:(1)将萝卜洗净,切成丁,放在沸水内煮沸即捞出,把水控干,晾晒半日,备用。

(2)将晾干的萝卜丁放入锅内,加入蜂蜜,以小火煮沸,调匀,待冷,装瓶。

说明:一般饭后食用。萝卜具有理气化痰、降气止呕作用,和蜂蜜配伍,适用于伤食呕吐。

2. 生姜红糖饮。

原料:生姜、醋、红糖各适量。

做法:(1)将生姜洗净切片,用醋浸腌24小时。

(2)服用时取3片生姜,加红糖适量以沸水冲泡片刻,待茶饮。

说明:本方生姜、红糖具有温中散寒、降逆止呕作用,适用于小儿胃寒呕吐。

六、厌食

厌食是指小儿较长时间食欲不振或逐渐减退,甚至出现拒食拒水现象的一种疾病。本病也是小儿常见的疾病,若长期不愈,不仅影响患儿身体正常发育,而且还会导致其抗病能力下降,感染或并发其他相关病症。中医学认为,小儿脾胃功能薄弱,如果过食生冷、肥腻的食物,或者进食不定时、饥饱无度等,都可以损伤脾胃,导致厌食症。另外,有些小儿先天禀赋不足,脾胃虚弱,或者疾病迁延,损伤了脾胃功能,使消化、吸收功能低下,也可导致厌食。常见症状为不思纳食,或食物无味,拒进饮食,可见面色少华,形体消瘦或略瘦,一般精神状态正常,大小便也基本正常。

(一)推拿

1. 脾失健运:面色少华,不思饮食,或食而无味,拒进饮食,多食或被迫进食后有恶心、呕吐,脘腹作胀,形体偏瘦,精神状态一般无特殊异常,大小便基本正常,舌苔白或薄腻。

常用穴位及推拿手法:清胃经、揉板门、运八卦、补脾经、掐四横纹、揉中脘、按揉脾俞、按揉胃俞穴、按揉足三里。

2. 胃阴不足:口干多饮,不喜进食,皮肤干燥,缺乏润泽,大便多干结,舌苔多见光剥,也有光红少津者,舌质红。

常用穴位及推拿手法:清胃经、揉板门、运八卦、掐四横纹、揉中脘、按揉脾俞、按揉胃俞穴、按揉足三里、补肾经、揉二马、推涌泉。

（二）食疗

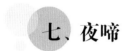

山药薏米芡实粥。

原料：山药、薏米、芡实各 250g，淮米 600g。

做法：（1）将山药去皮，薏米、淮米、芡实洗净，晾干水分，备用。

（2）将上品炒至微黄，共研成粉末。

说明：食用时取粉末一汤匙，用沸水冲泡成糊状，根据个人喜好加糖或少量盐调味。淮米甘平，补脾胃、益肺肾；薏米甘淡微寒，为健脾利湿止泻的要药；芡实甘平且涩，具有健脾止泻之功。此品对于厌食儿童有健脾开胃作用，可增进食欲，促进发育。

七、夜啼

1 岁以内的哺乳宝宝经常在夜间间歇啼哭，或持续不已，甚至通宵达旦，而白天如常，谓之夜啼，民间俗称"哭夜郎"。多由于脾寒、心热、惊骇、食积等引起。

（一）推拿

1. 脾寒：夜间啼哭，神怯困倦，四肢欠温，食少便溏，睡喜俯卧，痛时收腹，啼哭声软，面色青白，唇舌淡白，舌苔薄白。

常用穴位及推拿手法：补脾经、清肝经、揉小天心、揉外劳、摩腹、揉足三里、推三关、揉中脘、揉脐。

2. 心热：夜间啼哭，喜仰卧，面赤唇红，心神不宁，烦躁不安，哭声高粗，见灯火啼哭愈甚，便秘溲赤，舌尖红，苔白。

常用穴位及推拿手法：补脾经、清心经、清肝经、揉小天心、揉外劳、摩腹、揉足三里、掐心经、水底捞月、清天河水、退下六腑。

3. 惊吓：夜间啼哭，声惨而紧，呈恐惧状。心神不宁，睡中易醒，神气怯弱，惊惕不安，面色乍青乍白，紧偎母怀，脉象与唇舌多无异常变化。

常用穴位及推拿手法：补脾经、清心经、清肝经、揉小天心、掐五指节、按揉百会、捏脊。

4. 乳食积滞：

夜间啼哭，厌食吐乳，嗳腐泛酸，腹痛胀满，睡卧不安，大便酸臭，舌苔厚。

常用穴位及推拿手法：清胃经、逆运八卦、推小横纹、补脾经、清大肠、清心经、清肝经、揉小天心、掐五指节、摩腹、摩中脘、推下七节骨、揉足三里。

（二）食疗

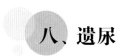

小麦大枣茶

原料：淮小麦 6g、大枣 6 枚、炙甘草 3g、蝉衣 3g。

做法：淮小麦、大枣、炙甘草、蝉衣加水煎，调入适量葡萄糖，代茶饮。此茶具有镇静安神、健脾胃的作用，适用于脾虚夜啼的小儿。

八、遗尿

5 岁以上小儿睡觉时，不随意地将小便尿在床上谓之遗尿，又称尿床。

多由肾气不足,下元虚冷,病后体弱,肺脾气虚不摄,或因不良习惯所致。

小便的正常排泄,有赖于膀胱与三焦功能的健全,而三焦气化,上焦以肺为主,中焦以脾为主,下焦以肾为主。若肺、脾、肾三脏功能失常,皆可影响尿的排泄(其中肾与遗尿的关系尤为密切)。

(一)推拿

1. 肾气虚:夜间遗尿,小便清长而频数,多表现为面色苍白,智力迟钝,腰腿酸软,喜暖畏寒,四肢欠温,或伴头晕,舌质淡,苔薄白。

2. 脾肺气虚:夜间遗尿,日间尿频量多,经常感冒,面色少华,神疲乏力,大便溏薄,舌质淡红,苔薄白。

常用穴位及推拿手法:补脾经、补肾经、推三关、揉外劳宫、按揉百会、揉丹田、按揉肾俞、擦腰骶部(八髎)、按揉三阴交。

养成按时排尿的卫生习惯,合理安排生活制度,不宜过度疲劳。发现有遗尿现象,须及早诊断、治疗,并加强营养,注意休息。入睡前排尿,夜间定时排尿。

(二)食疗

1. 韭菜籽饼

原料:韭菜籽 10g、面粉 60g、盐少许。

做法:将韭菜籽研成粉加入面粉中,加水、少许盐,和面成团,烙成小饼当点心食用。

说明:此饼有温肾止遗的功效,适用于肾阳虚遗尿的小儿。

2. 补骨益智煲猪腰。

原料:益智仁、补骨脂各 9g,猪腰 1 只,酒、盐少许。

做法:将猪腰切开洗净,放入补骨脂及益智仁,清水两碗,酒及盐少许。煮至一碗左右,饮汤吃猪腰。

说明:此汤有开窍补肾功效,适用于肾虚夜尿不易醒的小儿。

图书在版编目（CIP）数据

催乳、回乳、小儿推拿／王力文，陈奕君主编. —太原：山西科学技术出版社，2017.6（2017.7重印）

ISBN 978-7-5377-5537-5

Ⅰ.①催…　Ⅱ.①王…　②陈…　Ⅲ.①催乳—基本知识②小儿疾病—推拿—基本知识　Ⅳ.①R271.43　②R244.15

中国版本图书馆CIP数据核字（2017）第069248号

催乳、回乳、小儿推拿

出　版　人	：	赵建伟
主　　　编	：	王力文　陈奕君
策 划 编 辑	：	张延河
责 任 编 辑	：	张延河
责 任 发 行	：	阎文凯
版 式 设 计	：	吕雁军
封 面 设 计	：	吕雁军

出版发行：山西出版传媒集团·山西科学技术出版社
　　　　　地址：太原市建设南路21号　邮编：030012

编辑室电话：0351-4922135　4922072
发 行 电 话：0351-4922121

经　　　销	：	各地新华书店
印　　　刷	：	山西人民印刷有限责任公司
网　　　址	：	www.sxkxjscbs.com
微　　　信	：	sxkjcbs

开　　　本	：	787毫米×1092毫米　1/16　印张：8.75
字　　　数	：	109千字
版　　　次	：	2017年6月第1版　2017年7月第2次印刷
印　　　数	：	3001—6000册

书　　　号	：	ISBN 978-7-5377-5537-5
定　　　价	：	30.00元

本社常年法律顾问：王葆柯

如发现印、装质量问题，影响阅读，请与发行部联系调换。